IHR
KOCHBUCH
SKOLIOSE
FŰR DIE

Behandlung

**ESSEN SIE SICH IHREN WEG ZU
EINER GESÜNDEREN WIRBELSÄULE**

von

DR. KEVIN LAU

Dr. Kevin Lau
302 Orchard Road #06-03,
Tong Building (Rolex Centre),
Singapore 238862.

Für weitere Informationen über die begleitende Übungs-DVD, Audiobuch
und die ScolioTrack App für das iPhone, besuchen Sie:

www.HIYH.info
www.ScolioTrack.com

Gedruckt in den Vereinten Staaten von Amerika

ISBN: 978-981-09-3710-2

HAFTUNGSAUSSCHLUSS

Die in diesem Buch präsentierten Informationen und Materialien sind ausschließlich für
Bildungszwecke gedacht und sollen in keiner Weise für Diagnose, Behandlung oder Vorbeugung
von Krankheiten verwendet werden; diese Informationen ersetzen keine professionellen
medizinischen Behandlungen und Auswertungen. Konsequenzen, die aus der Verwendung der
in diesem Buch verwendeten Informationen und zugehörige Materialien verzeichnet wurden,
trägt die Person selbst; Autor, Redakteur und Herausgeber dieser Materialien übernehmen
keine Verantwortung für jegliche Verletzungen, Verluste oder Schäden, die in Verbindung
mit diesem Programm erlitten wurden. Sie benutzen die Inhalte auf eigenes Risiko und nach
eigenem Ermessen. Alle Personen mit Vorerkrankungen oder bekannten gesundheitlichen
Bedenken werden dringend dazu aufgefordert, professionelle medizinische Hilfe zur Diagnose,
Bewertung und Behandlung dieser Bedenken aufzusuchen. Die Nutzung dieses Programms
sollte in Verbindung mit vorgeschriebenen Behandlungen erfolgen und sollte vor Beginn von
Ihrem behandelnden Arzt oder Gesundheitspfleger genehmigt werden.

EMPFEHLUNGEN

Mein Vater befindet sich seit 25 Jahren im Kampf gegen Skoliose. Der Schmerz wurde so unerträglich, dass er sogar schon mit dem Gedanken spielte, sich als letzte Möglichkeit einer Operation zu unterziehen. Mir war klar, wie hoch die Risiken bei Operationen sein können und begann daher, alles über Skoliose in Erfahrung zu bringen, was ich nur finden konnte. In dieser Zeit bin ich auch auf dieses Buch von Dr. Kevin Lau gestoßen. Seit über sechs Monaten zieht unsere gesamte Familie diese Diät durch. Ich bin so froh, heute berichten zu können, dass der Rücken meines Vaters endlich besser geworden ist. Doch nicht nur das, denn wirklich jedes Familienmitglied hat eine Menge Gewicht verloren und wir sind heute gesünder als je zuvor!

– Jenny

Als ich fünf Jahre alt war, bemerkte meine Mutter, dass ich eine seltsame Gangart hatte und ging mit mir zu meinem Kinderarzt. Nachdem dieser sich mit einem anderen Arzt in Verbindung setzte, bestätigte er, dass ich Skoliose hatte. Ich wurde mit Trägergurten behandelt und es schien, dass mein Rücken wieder gerader geworden ist. Allerdings wurde er auch schnell wieder krumm. Meine Mutter und ich versuchten alles, doch nichts hat geholfen. Ein Freund erzählte ihr von diesem unglaublichen Skoliose-Programm von Dr. Lau, durch welches man Skoliose bekämpfen kann und sie kaufte es natürlich sofort. Ich war zunächst etwas skeptisch, dachte mir dann aber „was gibt es schon zu verlieren?"

Im letzten Monat sagte mein Arzt, dass mein Rücken wieder besser geworden ist und ich habe sogar Bauchmuskeln bekommen. Ich werde diesem Programm niemals den Rücken kehren!

– Sam, ein Überlebenskünstler

Dieses Buch liefert eine Menge Einsichten in drei verschiedene Stoffwechseltypen und die Lebensmittel, die auf jeden Typ abgestimmt sind. Habe ich schon erwähnt, dass die Rezepte unglaublich lecker sind? Machen Sie sich bereit für eine kulinarische Reise, die Sie nie mehr vergessen werden!

– Sammy, ein Feinschmecker

Haben Sie schon einmal ein Kochbuch gekauft, das sogar eine Einkaufsliste enthält und Ihnen genau sagt, wie Sie bestimmte Gewürze lagern sollten und welche Vorteile diese haben? Dies ist wahrhaftig der heilige Gral der Kochbücher!

– Zain, besessen!

INHALTSVERZEICHNIS

Suppen

Fleischgerichte

Geflügelgerichte

Meeresfrüchte

Snacks

Danksagung

Besonders dankbar bin ich meinem Herausgeber, Cover- und Layoutdesigner, die mich dabei unterstützt haben, dieses erstaunliche Skoliose-Kochbuch entstehen zu lassen. Durch meine Tätigkeit als praktizierender Arzt, lerne ich zahlreiche Patienten kennen, die sich sprichwörtlich „den Arsch aufreißen", um trotz ihrer Skoliose ein bedeutungsvolles Leben zu leben. Nun, die Natur liefert originelle Vorbeugungs- und Korrekturmaßnahmen, die auch bei den schlimmsten Leiden helfen.

Ich widme dieses Kochbuch all den wundervollen Menschen, die erstaunliche Stärke im Umgang mit Skoliose zeigen. Ich hoffe von ganzem Herzen, dass die Inhalte dieses Buches dabei helfen, Schmerzen und Beschwerden in größtmöglichem Umfang zu lindern.

Herzliche Grüße,

SOSORT

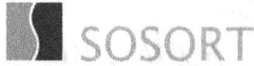

INTERNATIONALE GESELLSCHAFT FÜR ORTHOPÄDIE UND REHABILITATION DER SKOLIOSE

In Anerkennung für seine Verdienste um die Pflege und die konservative Behandlung von Skoliose wird,

Kevin LAU, DC,
Singapur, Singapore

hiermit zum
Assoziierten Mitglied von SOSORT im Jahr 2012 gewählt

Dr. med. Stefano Negrini,
Italien, Präsident

Dr. Patrick Knott,
Arzt-Assistent Generalsekretär

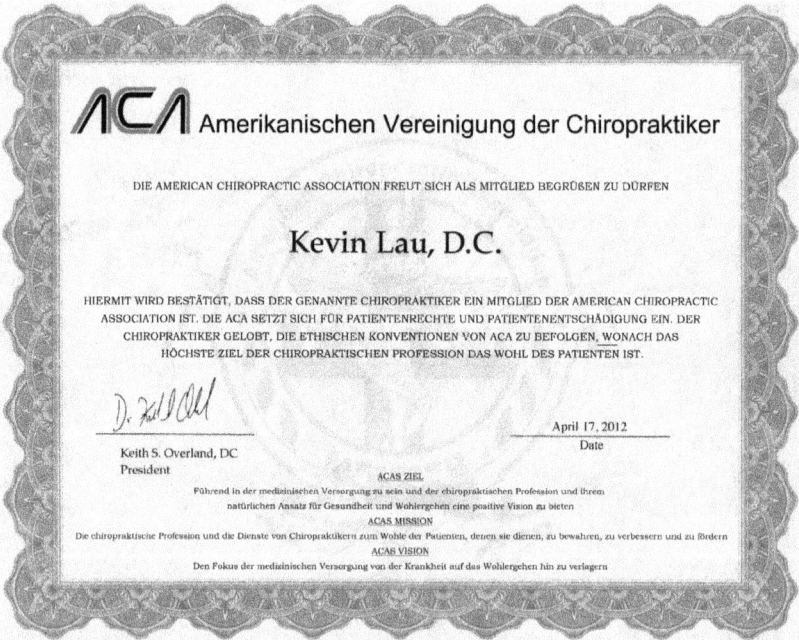

ΛCΛ Amerikanischen Vereinigung der Chiropraktiker

DIE AMERICAN CHIROPRACTIC ASSOCIATION FREUT SICH ALS MITGLIED BEGRÜßEN ZU DÜRFEN

Kevin Lau, D.C.

HIERMIT WIRD BESTÄTIGT, DASS DER GENANNTE CHIROPRAKTIKER EIN MITGLIED DER AMERICAN CHIROPRACTIC ASSOCIATION IST. DIE ACA SETZT SICH FÜR PATIENTENRECHTE UND PATIENTENENTSCHÄDIGUNG EIN. DER CHIROPRAKTIKER GELOBT, DIE ETHISCHEN KONVENTIONEN VON ACA ZU BEFOLGEN, WONACH DAS HÖCHSTE ZIEL DER CHIROPRAKTISCHEN PROFESSION DAS WOHL DES PATIENTEN IST.

Keith S. Overland, DC
President

April 17, 2012
Date

ACAS ZIEL
Führend in der medizinischen Versorgung zu sein und der chiropraktischen Profession und ihrem natürlichen Ansatz für Gesundheit und Wohlergehen eine positive Vision zu bieten

ACAS MISSION
Die chiropraktische Profession und die Dienste von Chiropraktikern zum Wohle der Patienten, denen sie dienen, zu bewahren, zu verbessern und zu fördern

ACAS VISION
Den Fokus der medizinischen Versorgung von der Krankheit auf das Wohlergehen hin zu verlagern

---

Dr. Kevin Lau hat an der RMIT Universität in Melbourne (Australien) seinen Doktor der Chiropraktik erworben und führt einen Master-Abschluss in holistischer Ernährung, den er an der Clayton Universität für natürliche Ernährung in den Vereinigten Staaten erwarb. Er ist Mitglied der International Society On Scoliosis Orthopaedic and Rehabilitation Treatment (SOSORT), der führenden internationalen Vereinigung für konservative Behandlungen von Wirbelsäulendeformitäten.

Einleitung

Als Chiropraktiker, Ernährungsberater, Autor und App-Entwickler bin ich immer damit beschäftigt, mein Leben in vollen Zügen zu leben! Warum ich immer noch so energiegeladen bin... es ist an der Zeit, einmal darüber nachzudenken!

Wie schaffe ich es, meinen Körper und Geist das ganze Jahr über in erstklassigem Zustand zu bewahren? Es hat lange gedauert bis ich lernte, wie ich am besten auf meinen Körper achte. Wie ich Ihnen bereits in meinem vorherigen Buch erzählt habe, arbeitete ich zunächst als Bedienung in einer Fast-Food-Kette. Umgeben von Fast-Food, standen Burger, Milchshakes und literweise gezuckerte Getränke an der Tagesordnung.

Mein Körper war dennoch sehr schlank, befand sich allerdings in einem miserablen Zustand. Ich hatte einen Akne-Ausbruch und ich fühlte mich immer so ausgelaugt, als wären meine inneren Batterien völlig leer. Ich hatte keine Energie mehr, irgendetwas auf die Beine zu stellen.

Allerdings wurde mir schnell bewusst, dass all diese Einschränkungen das Ergebnis dessen waren, mit dem ich meinen Körper fütterte. Dies war der Zeitpunkt an dem ich erkannte, dass ich meine Ernährung komplett umstellen müsste.

Heute bin ich so gut in Form, wie ich es mein Leben lang noch nie gewesen bin und meine Energie ist beinahe grenzenlos!

Die Paleo-Diät ist ein moderner Ernährungsplan, der sich an der Ernährungsweise unserer Vorfahren orientiert, die alle die gesündesten und krankheitsresistentesten Körper hatten. Ich habe diese Ernährungsweise so angepasst, dass sie im perfekten Einklang zu meinem metabolischen Typ steht und meinem Körper wieder zu seiner vollen Pracht verhalf. Es ist eine wahre Freude, mehr über die Geheimnisse der Küche unserer Vorfahren zu lernen, welche auf den Instinkten basierte, mit denen sie sie auf die Suche nach Lebensmitteln begaben. Man kann nur über die angeborene Intelligenz staunen, mit der sie dank ihrer Ernährungsweise ihre Körper mit Nährstoffen versorgten.

Die Rezepte der Paleo-Diät verwöhnen Ihren Gaumen in vollem Maße. Gute Köche bereiten ihre Gerichte stets mit viel Gefühl und Liebe zu. Sie können sich mit Sicherheit denken, was ich Ihnen mit diesem Buch nahe bringen möchte, oder?

Dieses Buch beinhaltet 115 zauberhafte Rezepte. Jedes einzelne Rezept ist in drei verschiedene Gruppen unterteilt, die den drei Stoffwechseltypen entsprechen.

Somit ist jedes einzelne Rezept ideal auf Ihren Stoffwechseltyp abgestimmt und bilden im Endeffekt die Grundlage einer therapeutischen Ernährung, die auf Ihren Genen und Fehlbildungen basiert.

Ich habe eine Menge Skoliose-Patienten wie Sie und ich will, dass Sie sich einer Sache bewusst sind. Skoliose ist keine lebenslange Freiheitsstrafe! Wenn Sie dieser Diät folgen und auch die ganzheitlichen Übungen ausprobieren, die ich in meinen anderen Büchern mit Ihnen geteilt habe, wie z.B die empfohlenen Übungen und medizinischen

Geräte, werden Sie eine massive Verbesserung der Ausrichtung Ihrer Wirbelsäule bemerken.

Die Paleo-Diät bedeutet, sich von allen 'schlechten Lebensmitteln' wie beispielsweise Zucker, Fertiggerichte und Getreide zu verabschieden. Stattdessen werden gesündere Lebensmittel wie Fisch, Geflügel, Fleisch, Obst, Nüsse und Gemüse in den Speiseplan aufgenommen. Durch das alkalihaltige Essen wird der Abbau von Kalzium minimiert, wodurch gesunde und stabile Knochen gewährleistet sind und der Abbau von Muskelmasse verhindert wird. Die Rezepte die Sie in diesem Kochbuch finden, sind gefüllt mit alkalihaltigen Gerichten und Lebensmitteln. Beispielsweise werden bei vielen Rezepten kultiviertes Gemüse und Probiotika eingesetzt, was ideal ist um das Immunsystem zu stärken, mehr Energie zu haben und es wird zudem die Menge guter Bakterien in der Mikroflora des Darmtraktes erhöht.

Ich wette, Sie kennen die Redewendung "ohne Fleiß kein Preis" bestimmt. Nun, wenn Sie diese Rezepte zubereiten, dann werden Sie wahrscheinlich ein paar Ihrer bisherigen "Lieblingsgerichte" aufgeben müssen. Allerdings kann ich Ihnen garantieren, dass dies kein Verlust im klassischen Sinn ist, sondern Sie etwas viel besseres gewinnen, z.B. das ganze Jahr über einen gesunden Körper und Geist zu haben, so wie ich es geschafft habe.

Kochweisheiten sind ein wichtiger Teil in diesem Kochbuch und helfen Ihnen dabei, den Verlust von lebenswichtigen Nährstoffen während des Kochvorganges zu verhindern. Ich helfe Ihnen dabei, den Chefkoch in Ihnen zu wecken und Ihre kulinarischen Fähigkeiten zu verbessern. Man weiß ja schließlich nie, vielleicht wird dieses Wissen in Ihrer Familie ebenfalls von Generation zu Generation weitergegeben, wie es bei Familienerbstücken und Traditionen der Fall ist...

Die Rezepte in diesem Kochbuch helfen Ihnen dabei, leckere und nahrhafte Gerichte zuzubereiten, die Körper, Seele, Geist und Lebensstil in vollem Maße verbindet. Was für viele noch wichtiger ist, sie sind schnell zubereitet und eignen sich auch für schwer beschäftige Leute, die wenig Zeit haben!

Bin ich zum Essen eingeladen?

TEIL 1 *Paleo-Typing*

Kapitel 1

Was ist Paleo-Typing?

In einfachen Worten ausgedrückt, handelt es sich beim Paleo-Typing um eine gesunde Kombination aus der ursprünglichen Paleo-Diät und einem Diätansatz, der auf den jeweiligen Stoffwechseltyp abgestimmt wurde.

Die Paleo-Diät imitiert die Essgewohnheiten unserer Vorfahren, die sich in erster Linie von Wildpflanzen und Tieren ernährten. Sie zeigt uns auf, welch ausgezeichneten Kapazitäten die Körper unserer Vorfahren hatten, um leichte Verletzungen selbst heilen zu können. Sie aßen lediglich die Nahrungsmittel, die von der Natur vorgesehen wurde und ihre Körper haben sich angepasst. Infolgedessen haben ihre Körper für Aufnahme und Verdauung von Lebensmitteln nur sehr wenig Energie verbraucht, während die selbstheilende Wirkung verstärkt wurde und die Menschen somit eine optimale Gesundheit erlangten.

Der zweite Aspekt der Diät ist, die richtigen Lebensmittel zu finden, die genau auf Ihren Stoffwechseltyp abgestimmt sind. Jeder Mensch hat einen einzigartigen und andersartigen Stoffwechsel. Der metabolische Typ bestimmt, wie ihr Körper innerlich funktioniert und auf welche Art und Weise Lebensmittel verarbeitet und Nährstoffe absorbiert werden.

Wir wissen heute, dass die Nährstoffe die für den einen gut sein können, einem anderen nichts nutzen und einem dritten sogar schaden können.

Wenn Sie die Paleo-Diät an Ihren individuellen Stoffwechseltyp anpassen, dann haben Sie die optimale Ernährung, die ich einfach „Paleo-Typing" genannt habe.

Als praktizierender Chiropraktiker und Ernährungsberater kann ich Ihre Qualen und Unbehagen, sowohl körperlicher, als auch psychischer Natur, voll und ganz nachvollziehen. Im Laufe der Jahre habe ich immer wieder versucht, Ernährung und Heilung zu vereinfachen, aber letztendlich ist Gesundheit nicht etwas, das sich jedermann mit Hilfe einer Ausstechform erschaffen kann. Im Grunde genommen müssen Patienten und Leser lernen, wie sie im Einklang mit ihren Körpern leben und wie dieser auf Lebensmittel reagiert. Mein Ansatz des Paleo-Typing wird Ihnen dabei helfen. Ich habe daher lange recherchiert und nicht invasive holistische Methoden zusammengefasst, die Ihnen dabei helfen können, Ihre Wirbelsäule zu korrigieren. Dies war der Hauptgrund, warum ich dieses Kochbuch verfassen wollte...um Ihnen eine Ernährungsweise nahezulegen, die voll im Sinne von Paleo-Typing steht.

PALEO-TYPING SELBSTTEST

Einführung

Im meinem Buch „Ihr Plan für eine natürliche Behandlung und Vorbeugung von Skoliose" war der MT Test sehr einfach. In diesem Buch habe ich einen umfangreichen Test beigefügt, der zuerst in einem Buch über Stoffwechseltypen von Bill Wolcott veröffentlicht wurde.

Jeder einzelne von uns ist anders und genau das macht uns zu einzigartigen Individuen. Wir wissen, dass wir uns alle körperlich, emotional und spirituell unterscheiden. Worüber wir uns oftmals nicht bewusst sind ist, dass wir uns auch in der Art unterscheiden, in der wir Lebensmittel verarbeiten und wie unsere Körper arbeiten. Genau dies ist der Grund, warum wir alle etwas anders essen sollten.

Interessanterweise sind Stoffwechseltypen keine neue Theorie, denn bereits bei den alten Griechen und Römern galt die Devise: „was dem einen Mann sein Essen ist, kann für den anderen Mann Gift sein".

Nehmen wir als Beispiel ein Auto. Können Sie Ihr Auto mit Diesel fahren, wenn sich ein Otto-Motor darin befindet. Das gleiche gilt für Ihren Körper. Die Nahrungsmittel die Sie verzehren kann dafür sorgen, dass Ihr Körper effizienter arbeitet und gleichzeitig alle genetischen Anforderungen erfüllen. Auf der anderen Seite kann es aber auch verheerende Folgen für Ihren Körper haben und dafür sorgen, dass Sie krank und müde werden oder sich einfach nicht wohl in Ihrer Haut fühlen.

Dies ist die Grundlage des Metabolic-Typing, sicherzustellen, dass Sie genau das zu sich nehmen, was Sie brauchen und nicht das, was für jemand anderen gut wäre.

William Wolcott hat zusammen mit anderen Ernährungswissenschaftlern festgestellt, dass es genau drei Stoffwechseltypen gibt: Protein-Typ, Kohlenhydrat-Typ und Mischform. Lassen Sie uns kurz darüber reden, wie sie jeden einzelnen Typ erklärten.

Die Menschen, die in die Kategorie „Protein-Typ" fallen, müssen sich auf proteinreiche Lebensmittel mit hohem Purin-Anteil konzentrieren, wie sie in dunklem Fleisch wie Hähnchenschenkel, Lamm, Rindfleisch, Lachs und Innereien reichlich enthalten sind. Zudem müssen Sie die Aufnahme von glykämischen Kohlenhydraten reduzieren, wie sie in Zucker, Kartoffeln und raffiniertem Getreide enthalten sind.

Stattdessen sollten Sie sich auf Vollkornprodukte, Gemüse mit niedrigem glykämischen Index wie beispielsweise Spargel, frische grüne Bohnen, Blumenkohl, Spinat, Sellerie, und Pilze konzentrieren. Die Menge an Obst, die Sie täglich verzehren, sollte ebenfalls reduziert werden, denn der Protein-Typ neigt dazu, Blutzucker-Probleme zu entwickeln. Daher sollten Sie lieber folgende Obstsorten essen: Avocados, Kokosnuss, grüne Oliven, grüne Äpfel und Birnen.

Der Protein-Typ sollte häufiger einen kleinen Snack zu sich nehmen und Alkohol in jeder Form vermeiden.

Der Kohlenhydrat-Typ muss sich auf Lebensmittel mit geringem Proteinanteil (niedriger Purinwert), fettarme Quellen wie Hühnchen, Fisch und Gemüse konzentrieren. Sie vertragen auch Speisestärke. Doch obwohl ihre Körper stärkehaltiges Gemüse wie Getreide und Hülsenfrüchte gut vertragen, sollten diese Lebensmittel dennoch in Maßen konsumiert werden.

Alle Obstsorten sind für den Kohlenhydrat-Typ gesund, wobei Beeren und Zitrusfrüchte besonders gesund sind.

In die Kategorie Mischform fallen all diejenigen, die sowohl die Lebensmittel des Protein-Typs, als auch die des Kohlenhydrat-Typs zu sich nehmen dürfen.

Sobald Sie metabolisch ausgeglichen sind, werden Sie auf ganz natürliche Art und Weise mehr Energie haben, wie Sie es nie für möglich gehalten hätten.

Fahren Sie fort und beginnen Sie mit dem Test zum Stoffwechseltyp, der die Grundlage bildet, damit Sie ihren Körper mit den richtigen Lebensmitteln versorgen können, damit er optimal funktioniert.

Lesen Sie auch mein Buch „Ihr Plan zur natürlichen Behandlung und Vorbeugung von Skoliose" um einen noch besseren Überblick über Stoffwechseltypen zu bekommen.

Anleitung

Bitte beantworten Sie die folgenden Fragen, indem Sie die die vorgegebenen Antworten (A, B und C) wählen, die am besten auf Sie zutreffen.

Sollte bei einer Frage keine Antwort auf Sie zutreffen, so lassen Sie die Frage einfach unbeantwortet.

In einigen Fällen kann es auch sein, dass keine der vorgegebenen Antworten eindeutig auf Sie zutrifft. In diesem Fällen brauchen Sie sich keine Gedanken darüber machen, denn nicht alle Fragen können absolut genau beantwortet werden. Wählen Sie einfach die Antwort, die nach Ihrer Einschätzung am ehesten zutrifft.

Denken Sie immer daran, dass wir nach den grundlegenden Mustern oder Tendenzen Ihres Stoffwechsels suchen. Lassen Sie sich nicht wegen genauen Details oder bestimmten Formulierungen bei den Fragen oder Antworten verunsichern.

Bitte beantworten Sie alle Fragen in Bezug darauf, wie es Ihnen jetzt geht, wie es Ihnen früher ging, wie Sie sich gerne fühlen würden oder wie es Ihrer Meinung nach sein sollte. Versuchen Sie jede Frage so ehrlich wie möglich zu beantworten. Denken Sie dennoch daran, dass es keine richtigen oder falschen Fragen gibt!

Bei manchen Fragen werden Sie erstaunt feststellen, dass Sie die Antwort nicht wissen. Beispielsweise wissen Sie mit hoher Wahrscheinlichkeit nicht aus dem Stegreif, wie Sie auf bestimmte Lebensmittel oder Kombinationen reagieren würden. In diesem Fall sollten Sie den Selbsttest einfach eine Zeit lang zur Seite legen, bis Sie Ihre Reaktion selbst testen konnten. Die meisten Fragen werden Ihnen bestimmt keine großen Probleme bereiten, aber denken Sie daran, wie wichtig es ist, dass Sie genau arbeiten. Lassen Sie sich also Zeit und überstürzen Sie die Beantwortung nicht.

Denken Sie daran, dass Sie den Test jederzeit wiederholen und die Ergebnisse miteinander vergleichen können. Dies sollten Sie auch regelmäßig tun, denn so können Sie feststellen, ob ihre Körperchemie sich bereits verändert hat. Dies ist in der Tat ein völlig normaler Vorgang und ist auch zu erwarten.

1. Wut und Gereiztheit

Manchmal werden wir alle „aus gutem Grund" wütend. Einige Menschen erleben das Gefühl von Wut und Gereiztheit allerdings häufiger als andere, teilweise sogar täglich und diese Gefühle werden insbesondere dadurch beeinflusst, was Sie oder was Sie nicht gegessen haben. Überspringen Sie diese Frage, wenn Wut oder Gereiztheit, die durch Lebensmittel ausgelöst werden bei Ihnen kein Problem darstellt.

A. wenn ich wütend bin, scheint das Essen von Fleisch oder fetthaltigen Lebensmitteln die Sache nur noch zu verschlimmern.

B. Manchmal verschwindet die Wut wenn ich etwas gegessen habe, egal was ich esse.

C. häufig merke ich, dass die Gefühle von Wut oder Gereiztheit wieder nachlassen, nachdem ich etwas schweres und fettiges, wie etwa Fleisch, gegessen habe.

Ihre Antworten

A = _____   B = _____   C = _____

---

2. Angst

Manche Menschen neigen zu Ängstlichkeit oder sind sehr besorgt. In manchen Fällen können diese Gefühle durch gegessene Nahrungsmittel verstärkt oder gesenkt werden. Beantworten Sie diese Frage nicht, wenn Sie keine Ängste verzeichnen, die durch Lebensmittel beeinflusst werden.

Wenn ich Angst habe:

A. beruhigt mich der Verzehr von Obst oder Gemüse.

B. hilft ziemlich jedes Lebensmittel mich zu beruhigen.

C. sorgt schweres, fetthaltiges Essen dafür, dass ich mich besser fühle und lindert die Angst.

3. Das perfekte Frühstück

Einige Leute sind der Meinung, dass das Frühstück die wichtigste Mahlzeit des Tages ist. Aus metabolischer Perspektive ist dies allerdings nicht richtig. Es ist immer wichtig, was man isst, denn der Körper kann nur die Lebensmittel gut verarbeiten, die genau Ihrem „Antrieb des Stoffwechsels" entsprechen. Welche Art von Frühstück liefert Ihnen die meiste Energie, womit fühlen Sie sich am besten und welche Lebensmittel sättigen am längsten?

A. Entweder gar kein Frühstück oder etwas leichtes wie Obst und/oder Toast oder Frühstücksflocken mit Milch oder Joghurt.

B. Eine Mischung aus Eier, Toast und Obst.

C. Etwas Herzhaftes wie Eier, Speck, Fleisch oder Würstchen; Steak und Eier

---

Ihre Antworten

A = _____   B = _____   C = _____

---

4. Kulinarische Vorlieben

Stellen Sie sich vor, dass Sie Geburtstag haben und Sie alle Regeln und Einschränkungen Ihrer gesunden Ernährungsweise über Bord werfen. Heute wollen Sie einfach Ihre Lieblingsgerichte genießen und eine schöne Zeit haben. Wenn Sie heute Abend zu einem üppigen Buffet oder Dinner gehen, welches Essen wäre Ihnen am Liebsten?

A. Ich würde mich für etwas Leichtes wie Hühnchen, Pute, leichten Fisch, Salat, Gemüse entscheiden und ich würde verschiedene Desserts ausprobieren.

B. Ich würde eine Mischung der Lebensmittel aus den Antworten A und C wählen.

C. Ich würde mich für schwere, fettreiche Gerichte entscheiden; Lamm-, Rinder oder Schweinebraten, Rippchen, Lachs, Kartoffeln und ein wenig Gemüse oder Salat mit Vinaigrette oder blau Käse-Dressing. Zum Nachtisch Käsekuchen oder kein Dessert.

5. Brustschmerzen

Manche Stoffwechseltypen verspüren ein „Druckgefühl in der Brust". Die Betroffenen fühlen sich häufig, als hätten Sie Gewichte auf dem Brustkorb, die dazu führen, dass sie schlechter atmen können.

C. Ich habe dieses Druckgefühl in der Brust häufig.

Es gibt keine Antwort A und B.

Ihre Antworten

A = _____   B = _____   C = _____

6. Klima

Klima, Temperatur, Umwelt -- alles kann sich auf das Wohlbefinden, Energie, Produktivität und Stimmung auswirken. Manche Menschen sind bei warmem Wetter leistungsfähiger, während andere die kalten Tage bevorzugen. Manche kommen erst so richtig in Fahrt, wenn es sehr kalt draußen ist, während sich die anderen lieber unter der Decke verkriechen würden. Wieder andere scheinen sich von Temperatur und Klima kaum beeinflussen zu lassen. Bitte treffen Sie eine Wahl, wie sich die Temperatur auf Sie und Ihre Fähigkeit zu funktionieren, auswirkt.

A. Ich fühle mich bei warmem oder heißem Wetter besser. Kälte vertrage ich nicht.

B. Temperatur spielt bei mir keine Rolle. Ich fühle mich sowohl bei Hitze, als auch bei Kälte gut.

C. Ich fühle mich bei kühlem oder kaltem Wetter besser. Ich vertrage keine Hitze.

7. Appetit beim Mittagessen

Bei vielen Menschen ist der Appetit während dem Frühstück, Mittags- oder Abendessen unterschiedlich. Bei anderen ist der Appetit bei allen Mahlzeiten ähnlich groß oder gering. Bitte kreuzen Sie an, wie es bei Ihnen meistens ist.

Während dem Mittagessen ist mein Appetit in der Regel:

A. äußerst gering.

B. ganz normal. Nicht sonderlich groß oder gering.

C. meist sehr stark.

Ihre Antworten

A = _____   B = _____   C = _____

7. Kaffee

Kaffee ist, wenn er aus biologischem Anbau stammt, richtig zubereitet wurde und nicht zu viel davon getrunken wird, für manche Stoffwechseltypen durchaus ein akzeptables Getränk. Natürlich kann alles schädlich sein, wenn man zu viel davon zu sich nimmt, sogar Wasser. Dennoch kann Kaffee verschiedene Menschen auf unterschiedliche Arten beeinflussen. Bitte kreuzen Sie an, inwiefern sich Kaffee bei Ihnen auswirkt.

A. Ich vertrage Kaffee gut (solange ich nicht zu viel davon trinke).

B. Ich merke keinen Unterschied

C. Mir geht es nach Kaffee nicht besonderes gut. Ich werde zittrig, aufgedreht, mir wird schlecht oder ich bekomme Hunger.

8. Appetit beim Frühstück

Der Appetit kann von Person zu Person dramatisch variieren und reicht von „unglaublich großem Appetit" über normalen Appetit, bis hin zu keinem Appetit. Natürlich kann Ihr Appetit auch von Tag zu Tag schwanken, jedoch geht es bei dieser Frage um Ihre allgemeine Tendenz. Bei „normalem" Appetit haben Sie zu den üblichen Essenszeiten Hunger (morgens, mittags und abends), jedoch ist dieser nicht extrem groß oder gering.

Mein Appetit ist beim Frühstück in der Regel

A. äußerst gering.

B. ganz normal. Nicht sonderlich groß oder gering.

C. meist sehr stark.

Ihre Antworten

A = _____   B = _____   C = _____

9. Appetit beim Mittagessen

Bei vielen Menschen ist der Appetit während dem Frühstück, Mittags- oder Abendessen unterschiedlich. Bei anderen ist der Appetit bei allen Mahlzeiten ähnlich groß oder gering. Bitte kreuzen Sie an, wie es bei Ihnen meistens ist.

Während dem Mittagessen ist mein Appetit in der Regel:

A. äußerst gering.

B. ganz normal. Nicht sonderlich groß oder gering.

C. meist sehr stark.

10. Appetit beim Abendessen

Viele Menschen haben beim Abendessen den größten Appetit. Bei anderen ist es genau umgekehrt. Bitte kreuzen Sie an, wie der Appetit beim Abendessen bei Ihnen in der Regel ist.

Beim Abendessen ist mein Appetit in der Regel:

A. äußerst gering.

B. ganz normal. Nicht sonderlich groß oder gering.

C. meist sehr stark.

Ihre Antworten

A = _____   B = _____   C = _____

11. Konzentration

Intensive geistige Tätigkeiten oder lange Phasen der Konzentration brauchen viel Energie und verlangen daher reichlich Kraftstoff. Doch es muss auch der richtige Kraftstoff sein -- um geistig bei der Sache zu bleiben und sich konzentrieren zu können. Durch eine falsche Ernährung können Sie schnell aufgedreht werden, wodurch eine Flut von unkontrollierbaren Gedanken verursacht wird. Es kann aber auch passieren, dass sie einfach schnell müde werden oder Ihre Gedanken werden völlig zerstreut.

Welche Lebensmittel senken bei Ihnen die Fähigkeit, sich konzentrieren zu können?

A. Fleisch und/oder fettreiche Lebensmittel.

B. Keine Lebensmittel scheinen sich auf meine Konzentrationsfähigkeit auszuwirken.

C. Obst, Gemüse und auf Getreide basierende Kohlenhydrate.

12. Husten

Wir denken normalerweise, dass Husten ein typisches Symptom einer Krankheit ist. Es gibt aber viele Menschen, bei denen der Husten ganz natürlich ist und die Betroffenen husten jeden Tag, auch wenn sie nicht krank sind. Üblicherweise handelt es sich dann um einen „trockenen Husten", der in der Regel nur für kurze Zeit anhält. Oftmals wird der Husten nachts oder nach dem Essen etwas schlimmer. Wenn auch Sie zu diesen Menschen gehören, kreuzen Sie bitte Antwort C an.

C. Ja, auch ich neige dazu, täglich zu husten.

Es gibt keine Antworten A und B.

Ihre Antworten

A = _____   B = _____   C = _____

---

13. Rissige Haut

Manche Leute bekommen ohne ersichtlichen Grund eine rissige Haut. Dies macht sich insbesondere an den Fingerspitzen oder an den Füßen bemerkbar, insbesondere an den Fersen. Das Problem kann zu jeder Jahreszeit auftreten, im Winter jedoch vermehrt.

C. Ich habe oft rissige Haut.

Es gibt keine Antworten A und B.

14. Heißhunger

Manche Menschen bekommen keinen Heißhunger nach bestimmten Lebensmittel, also beantworten Sie diese Frage nur, wenn Sie ab und zu Heißhunger verspüren. Zucker haben wir hier bewusst nicht aufgeführt, da die meisten Leute zu Süßigkeiten greifen wollen, wenn sie nur noch geringe Energiereserven haben. Bitte kreuzen Sie die Lebensmittel an, nach denen Sie außer Zucker öfters Heißhunger verspüren.

A. Gemüse, Früchte, Getreideprodukte (Brot, Müsli, Kekse)

C. Salzige, fettreiche Lebensmittel (Erdnüsse, Käse, Pommes Frites, Fleisch usw.)

Es gibt keine Antwort B.

Ihre Antworten

A = _____   B = _____   C = _____

15. Desserts

Nahrungsmittel liefern diverse Kombinationsmöglichkeiten aus sechs verschiedenen Geschmacksrichtungen: süß, sauer, salzig, bitter, herb und scharf. Von Zeit zu Zeit möchten möchten wir jede dieser Geschmacksrichtung erleben und sie spielen zudem eine wichtige Rolle bei unserer Gesundheit. Beispielsweise mag jeder Süßigkeiten, aber nicht in der gleichen Menge und auch nicht gleich gerne. Wie stehen Sie zu einem süßen Dessert nach einer Mahlzeit?

A. Ich liebe Süßes über alles und brauche nach einer Mahlzeit auch ein Dessert, um wirklich zufrieden zu sein.

B. Ab und an genieße ich gerne ein Dessert, kann aber auch gut ohne leben.

C. Ich mag Süßes zum Nachtisch nicht besonders gerne. Viel lieber esse ich nach einer Mahlzeit etwas fettreiches oder salziges (wie Käse, Chips oder Popcorn).

16. Schuppen

Schuppen sind abgestorbene Hautzellen auf der Kopfhaut, die sich in Form von weißen Schuppenflocken zeigen. Wenn Sie häufig Schuppen bekommen, kreuzen Sie bitte rechts die Antwort C an.

C. Ich neige zu Schuppen.

Es gibt keine Antworten A und B

Ihre Antworten

A = _____   B = _____   C = _____

17. Depression

Wie viele anderen emotionalen Probleme auch, können Depressionen durch viele verschiedene Faktoren hervorgerufen werden. Häufig werden Depressionen von dem was wir essen verbessert oder verschlimmert. Wenn auch Sie an Depressionen leiden, haben Sie vielleicht eine Verbindung zu Ihrer Ernährung festgestellt. Bitte kreuzen Sie die zutreffende Antwort rechts an.

A. Ich denke, dass ich noch deprimierter werden, wenn ich Fleisch oder fetthaltiges Essen zu mir genommen habe (bei Obst und Gemüse geht die Depression zurück).

C. Ich habe das Gefühl, nach Obst und Gemüse depressiv zu werden (während die Depression nach dem Verzehr fetthaltiger Nahrung abzunehmen scheint).

Es gibt keine Antwort B

18. Vorlieben beim Dessert

Welche Desserts essen Sie denn am liebsten? Für welches Dessert würden Sie sich am häufigsten entscheiden? Auch wenn Sie kein großer Fan von Desserts sind, für welches würden Sie sich entscheiden, wenn Sie eine Wahl treffen müssten?

HINWEIS: *Eis haben wir bewusst nicht aufgeführt, da die meisten Leute gerne Eis essen.*

A. Kuchen, Kekse, Obstkuchen, Süßigkeiten

B. Keine besondere Vorliebe. Ich wähle jeden Tag etwas anderes.

C. Schwere und fettreiche Desserts wie Käsekuchen, Sahnekuchen oder französisches Gebäck..

Ihre Antworten

A = _____   B = _____   C = _____

19. Das perfekte Abendessen

Das richtige Abendessen kann für den ganzen Abend eine Menge Energie liefern und man fühlt sich einfach wohl. Die falschen Lebensmittel können allerdings schnell dafür sorgen, dass man sich müde und ausgelaugt fühlt. Was essen Sie abends am liebsten?

A. Etwas leichtes wie Hähnchenbrust ohne Haut, etwas Reis, Salat und vielleicht noch ein kleines Dessert.

B. Ich mag eigentlich so ziemlich alles.

C. Nach einer fettreichen Mahlzeit fühle ich mich definitiv besser.

20. Ohrenfarbe

Bei dieser Frage geht es darum, wie stark Ihre Ohren durchblutet werden. Einige Kaukasier haben sehr rote Ohren, während sie bei anderen Menschen eher blass wirken. Auch bei farbigen Menschen gibt es große Unterschiede bei der Farbe der Ohren. Bitte wählen Sie die Antwort, die auf Ihre Ohren am besten zutrifft.

A. Meine Ohren sind eher blass und heller als meine Gesichtsfarbe.

B. Meine Ohren haben die gleiche Farbe wie mein Gesicht.

C. Meine Ohren sind eher rot oder dunkler als meine Gesichtsfarbe.

Ihre Antworten

A = _____   B = _____   C = _____

32

21. Essen vor dem Schlafengehen

Manche Menschen können einfach besser schlafen, wenn Sie zuvor noch etwas essen, während andere dann Probleme mit dem Einschlafen bekommen. Bei vielen Menschen spielt es auch eine Rolle, was sie essen. Bei dieser Frage geht es nicht darum was Sie essen, sondern wie sich das Essen auf Ihr Schlafverhalten auswirkt.

A. Wenn ich vor dem Schlafen gehen esse, wird mein Schlaf gestört.

B. Egal was ich vor dem Schlafen gehen esse, mein Schlaf wird davon nicht beeinflusst.

C. Egal was ich esse, ich kann besser einschlafen.

22. Schwere, herzhafte Speisen vor dem Schlafen

Bitte kreuzen Sie an, wie es Ihnen ergeht, wenn Sie vor dem Schlafen gehen etwas schweres, herzhaftes Essen. Unter „schweres Essen" fallen proteinhaltige und fettige Lebensmittel wie Fleisch, Geflügel oder Käse.

A. Ich kann schlechter einschlafen oder wache öfters auf.

B. Ich bekomme in der Regel keine Probleme, solange ich nicht zu viel esse.

C. Ich kann sogar besser einschlafen.

Ihre Antworten

A = _____   B = _____   C = _____

23. Süßes vor dem Schlafengehen

Die Menschen reagieren verschieden auf Süßigkeiten und Zucker. Manche Menschen können zuckrige Lebensmittel vor dem Schlafen gehen zu sich nehmen und bekommen überhaupt keine Probleme, während andere nach dem Konsum von Zucker überhaupt nicht mehr einschlafen können. Wieder andere müssen nachts aufstehen und etwas essen, damit sie wieder einschlafen können.

(Überspringen Sie diese Frage, wenn Sie mit Candita-Überwucherungen zu kämpfen haben, einen zu geringen Blutzuckerspiegel haben oder an Diabetes leiden, also wenn Sie generell nichts Süßes essen dürfen.)

Wie wirkt sich Süßes auf Ihren Schlaf aus?

A. Süßes vor dem Einschlafen bereit mir überhaupt keine Probleme zu.

B. Manchmal kann ich durch Süßigkeiten schlechter schlafen.

C. Durch Süßes kann ich definitiv schlechter einschlafen.

24. Leichte Kost vor dem Schlafen

Bitte kreuzen Sie hier an, wie es Ihnen ergeht, wenn Sie vor dem Schlafen gehen leichte Kost zu sich nehmen. Unter „leichter Kost" versteht man kohlehydratreiche Lebensmittel wie Brot, Getreideflocken oder Obst -- gerne auch in Verbindung mit Lebensmitteln wie Milch, Joghurt oder Nussbutter.

A. Generell kann ich nicht besser schlafen wenn ich noch etwas esse, aber wenn, dann muss es leichte Kost sein.

B. Ob ich etwas esse oder nicht, hat keinerlei Auswirkungen.

C. Es ist besser als nichts, aber ich schlafe nach schwerem Essen besser.

Ihre Antworten

A = _____   B = _____   C = _____

---

25. Häufigkeit der Mahlzeiten

Wie oft essen Sie am Tag? Bei dieser Frage geht es darum, wie oft Sie essen müssen. Manche Menschen müssen drei Mahlzeiten täglich konsumieren, um maximale Energie und Leistungsfähigkeit zu erhalten, während andere mehrere Mahlzeiten benötigen. Wie oft müssen Sie essen, um Ihr Wohlbefinden und Ihre Produktivität zu steigern?

A. Zwei bis drei Mahlzeiten täglich und entweder keine Zwischenmahlzeiten oder nur etwas Leichtes.

B. Drei Mahlzeiten täglich und meist keine Zwischenmahlzeiten.

C. Drei oder mehr Mahlzeiten und zwischendurch etwas Herzhaftes.

26. Feuchte, tränende Augen

Wie die meisten Dinge in unserem Körper, bemerken wir auch tränende Augen erst dann, wenn etwas nicht stimmt. Bei jedem Menschen können die Augen mal zu trocken sein oder auf der anderen Seite eine Menge Feuchtigkeit in Form von Tränen produzieren. Häufig neigen Menschen zu einem dieser beiden Extreme. Welche der folgenden Aussagen trifft am besten auf Ihre Augen zu?

A. Ich habe in der Regel trockene Augen.

B. Weder trocken noch feucht.

C. Ich habe in der Regel sehr feuchte Augen, häufig in Form von Tränen.

Ihre Antworten

A = _____   B = _____   C = _____

27. Einstellung zum Essen

Je nach Stoffwechseltyp können die Einstellungen in Bezug auf Essen sehr unterschiedlich ausfallen. Manche Menschen sind sehr auf Essen fixiert und denken häufig ans Essen. Sie denken eine Menge über Essen nach. Sie denken schon lange vor der geplanten Mahlzeit ans Essen. Sie reden auch gerne und häufig vom Essen, erzählen über ihre Vorlieben und Abneigungen oder erzählen Geschichten, die sie in Restaurants oder bei Veranstaltungen rund um das Thema Essen erlebt haben. Diese Menschen leben förmlich um zu Essen. Auf der anderen Seite gibt es Menschen, die keine Gedanken an Essen verschwenden und manchmal geht es sogar so weit, dass sie das Essen vergessen. Diese Menschen neigen dazu, Essen als etwas zu betrachten, das man einfach muss, um zu überleben. Sie finden es schlimm genug, essen zu müssen, aber darüber lange zu reden, würde ihnen im Traum nicht einfallen. Wie ist Ihre Einstellung zum Essen?

A. Mich interessiert Essen relativ wenig, manchmal vergesse ich auch zu essen. Ich esse eher, weil ich es muss und nicht, weil es mir Freude bereitet.

B. Ich genieße Essen und lasse nur selten eine Mahlzeit aus. Dennoch dreht sich bei mir nicht alles ums Essen.

C. Ich liebe essen und muss gestehen, dass Essen einen festen Platz in meinem Leben hat.

Ihre Antworten

A = _____   B = _____   C = _____

28. Auslassen von Mahlzeiten

Manche Stoffwechseltypen merken kaum, wenn sie nichts gegessen haben. Diese Leute schauen meist irgendwann auf die Uhr und erkennen, dass sie schon längst wieder etwas essen sollten. Auf der anderen Seite gibt es Menschen, denen es einfach nicht gut geht, wenn sie über einen längeren Zeitraum nichts essen, denn ihre Leistungsfähigkeit lässt dann stark nach. Wie geht es Ihnen, wenn Sie 4 Stunden oder noch länger ohne Essen auskommen müssen?

A. Das stört mich nicht weiter. Ich vergesse das Essen schnell.

B. Ich merke zwar, dass meine Leistung etwas nachlässt, aber so schlimm ist es auch wieder nicht.

C. Mir geht es auf jeden Fall schlechter: Ich bin schnell gereizt, zittrig, schwach oder einfach nur müde. Zudem habe ich wenig Energie, werde schnell deprimiert oder habe andere negative Symptome, wenn ich über einen längeren Zeitraum nichts esse.

29. Gesichtsfarbe

Die Kombination aus Hautdicke in Verbindung mit der Durchblutung sorgt dafür, dass die Menschen unterschiedliche Gesichtsfarben aufweisen. Bei höherer Durchblutung bekommen die Menschen eine rosa bis rote Hautfarbe, während sie bei einer schlechten Durchblutung eher eine blasse Farbe aufweisen. Wie würden Sie Ihre Hautfarbe charakterisieren?

A. Ich bin eher blass.

B. Meine Gesichtsfarbe entspricht dem Durchschnitt.

C. Ich habe eine sehr dunkle (nicht von der Sonne) oder auch rosa bis rote Haut.

Ihre Antworten

A = _____   B = _____   C = _____

30. Gesichtshaut

Bei manchen Menschen ist das gesamte Gesicht sehr hell. Die Haut macht einen fast durchsichtigen, dünnen und klaren Eindruck. Bei anderen ist das Gegenteil der Fall: Die Haut ist unrein, kreidig und unklar. Die meisten Menschen liegen irgendwo in der Mitte. Wie würden Sie Ihre Gesichtshaut beschreiben?

A. Meine Haut ist eher unrein, kreidig und die Farbe wirkt stumpf.

B. Meine Haut fällt weder in das eine, noch in das andere Extrem.

C. Meine Haut ist eher dünn, klar und durchsichtig.

31. Fettreiches Essen

Im Gegensatz zur weit verbreiteten Ansicht, ist fettreiches Essen nicht für jeden schlecht. Für manche Stoffwechseltypen kann fetthaltiges Essen sogar vorteilhaft sein. Wie geht es Ihnen damit? Antworten Sie bitte nicht, was Sie innerlich für die richtige Antwort empfinden, sondern streng nach Ihren Vorlieben.

A. Ich mag fetthaltiges Essen nicht.

B. Im Maßen gegessen, mag ich auch fette Gerichte.

C. Ich liebe fettiges Essen und würde es am liebsten jeden Tag essen.

Ihre Antworten

A = _____   B = _____   C = _____

32. Dicke der Fingernägel

Fingernägel haben zahlreiche Eigenschaften: Größe, Form, mit Mond oder ohne, glatte Oberfläche und so weiter. Sie können auch krumm werden oder abbrechen. Wie würden Sie die Dicke Ihrer Fingernägel charakterisieren?

A. Meine Nägel sind dick, stark und hart.

B. Ich habe durchschnittlich dicke Fingernägel.

C. Meine Nägel sind eher dünn und/oder schwach.

33. Obstsalat zum Mittag

Wie gefällt Ihnen die Vorstellung, zum Mittagessen einen großen Obstsalat mit etwas Hüttenkäse oder Joghurt zu bekommen?

A. Ich wäre voll zufrieden damit. Damit komme ich durch den Tag und brauche bis zum Abendessen nichts mehr.

B. Das würde mir ganz gut passen. Allerdings brauche ich bis zum Dinner noch einen kleinen Snack.

C. Das wäre die Hölle für mich. Ich werde dann müde, depressiv, ängstlich und hungrig und muss daher definitiv noch etwas anderes essen.

Ihre Antworten

A = _____   B = _____   C = _____

34. Gewichtszunahme

Wenn Sie etwas essen, dass nicht zu Ihrem Stoffwechseltyp passt, wird die zugeführte Nahrung in der Regel nicht vollständig in Form von Energie verwertet, sondern als Fettreserven eingelagert. Welche der folgenden Antworten treffen am besten auf Ihre Neigung zu, Gewicht zuzulegen?

A. Durch Fleisch und fetthaltige Gerichte scheine ich zuzunehmen.

B. Bei mir scheint kein bestimmtes Lebensmittel für eine Gewichtszunahme zu sorgen, sondern ich nehme zu, wenn ich zu viel esse und mich zu wenig bewege.

C. Ich nehme vor allem zu, wenn ich zu viele Kohlenhydrate esse (Brot, Nudeln, Getreideprodukte, Obst und Gemüse).

35. Würgereflex

Niemand erlebt gerne dieses Würgegefühl. Allerdings scheinen manche Menschen sensibler zu sein und bekommen dieses Gefühl häufig. Bei manchen Menschen wird das Würgegefühl sehr leicht ausgelöst, z.B. beim Zahnarzt, während dem Zähneputzen oder sogar beim Essen. Bei anderen wird kaum ein Würgegefühl ausgelöst und wenn, dann ist es sehr schwach. Wie würden Sie den Würgereflex bei Ihnen beschreiben?

A. Ich bekomme nur selten einen Würgereflex und er ist schwer auszulösen.

B. Mein Würgereflex ist eher durchschnittlicher Natur.

C. Bei mir wird der Würgereflex schnell und häufig ausgelöst.

Ihre Antworten

A = _____   B = _____   C = _____

36. Gänsehaut

Die Gänsehaut ist eine Reaktion des autonomen Nervensystems auf einen Reiz. Häufig entsteht sie an den Armen oder Beinen, entweder als Reaktion auf einen Schreck, durch einen plötzlichen Kältereiz oder durch leichtes Berühren der Haut. Manche Menschen bekommen schnelle eine Gänsehaut, während andere davon kaum betroffen sind. Wie würden Sie die Gänsehaut bei Ihnen einschätzen?

A. Ich bekomme oft eine Gänsehaut.

B. Ich bekomme gelegentlich eine Gänsehaut.

C. Ich bekomme selten oder nie eine Gänsehaut.

37. Energieschübe

Unsere Nahrung liefert uns Energie. Verschiedene Lebensmittel liefern allerdings unterschiedlich viel Energie -- abhängig vom Stoffwechseltyp. Die meisten Leute wissen, dass sie durch herzhafte Nahrung oder Zucker und Koffein ihre Energie steigern können. Welche Lebensmittel steigern Ihre Energie am besten -- und auch über einen längeren Zeitraum?

A. Obst, Bonbons oder Backwaren geben mir lange anhaltende Energie.

B. Ich bekomme durch fast alle Lebensmittel einen Energie-Schub.

C. Fleisch oder fettiges Essen stellt meinen Energiepegel wieder her und verbessert mein Wohlbefinden.

Ihre Antworten

A = _____   B = _____   C = _____

---

38. Reaktion auf schwere, fettreiche Kost

Fett zu mögen ist eine Sache, doch wie man darauf reagiert, steht auf einem anderen Blatt. Bei dieser Frage geht es darum, wie Sie sich nach einer schweren, fettreichen Kost fühlen. Es geht also nicht darum, ob Sie denken, dass Fett gut oder schlecht ist. Bitte kreuzen Sie die Antwort an, die am besten beschreibt, wie Sie sich nach einer schweren, fettreichen Kost fühlen.

A. Mein Wohlbefinden und Energiepegel gehen zurück, ich werde müde, fühle mich voll oder habe mit Verdauungsproblemen zu kämpfen.

B. Es werden keine besonderen Reaktionen ausgelöst.

C. Mir geht es besser; ich bin voller Energie, zufrieden und fühle mich, als hätte ich genau das Richtige gegessen.

39. Hungergefühl

Wenn Menschen hungrig werden, können die verschiedensten Symptome auftreten, die von gelegentlichen Gedanken an Essen bis zu starkem Hungergefühl mit Magenknurren reichen und in manchen Fällen kann es sogar zu Übelkeit führen. Welche Hungersignale sendet Ihr Körper aus?

A. Ich werde selten hungrig oder verspüre nur selten ein Hungergefühl. Wenn, dann ist es nur ganz leicht und verschwindet schnell wieder.

B. Zu den gewohnten Essenszeiten habe ich ganz normalen Hunger, auch wenn ich etwas zu spät dran bin.

C. Ich fühle mich oft hungrig; ich muss regelmäßig und häufig essen, denn andernfalls entwickelt mein Körper starke Hungergefühle.

Ihre Antworten

A = _____   B = _____   C = _____

---

40. Energieverlust

Welche Nahrungsmittel senken Ihre Energie, statt sie zu erhöhen?

A. Fleisch oder fetthaltiges Essen machen mich müde und lassen meinen Energiepegel sinken.

B. Ich kann so gut wie alles essen, ohne dass meine Energie davon geringer wird.

C. Obst, Gebäck oder Süßigkeiten lassen meinen Energiepegel senken und ich fühle mich schlechter als zuvor.

41. Insektenstiche

Kein Mensch wird gerne von einer Mücke oder Biene gestochen. Die Reaktionen auf einen Stich können allerdings sehr unterschiedlich ausfallen und reichen von sehr schwachen Reaktionen die schnell wieder verschwinden (nicht-allergisch), bis hin zu starken Reaktionen mit starkem Juckreiz, Schmerzen, Schwellungen die nur sehr langsam wieder nachlassen und über mehrere Wochen ersichtlich sind. Wie reagieren Sie auf Insektenstiche?

A. Meine Reaktionen sind eher schwach und verschwinden sehr schnell wieder.

B. Meine Reaktionen würde ich als durchschnittlich einstufen.

C. Sehr starke Reaktionen (unter anderem starke Schwellungen, Schmerzen, extremer Juckreiz) und es dauert lange, bis die Symptome wieder verschwinden. Teilweise verfärbt sich sogar die Haut.

Ihre Antworten

A = _____   B = _____   C = _____

---

42. Juckende Augen

Ab und zu jucken jedem die Augen. Dies kann passieren, wenn man erkältet ist, Heuschnupfen hat, eine Canditainfektion oder Allergie hat. Bei vielen Menschen stehen juckende Augen allerdings an der Tagesordnung, auch ohne die eben genannten Ursachen. Darum geht es bei dieser Frage.

C. Meine Augen jucken häufig, auch wenn ich nicht erkältet bin, Heuschnupfen, eine Candidainfektion oder eine Allergie habe.

Es gibt keine Antworten A und B.

43. Schlaflosigkeit (Schlafstörungen)

Es gibt viele Arten von Schlafstörungen. Bei einer bestimmten Art wachen die Betroffenen mitten in der Nacht auf (aber nicht, weil sie auf die Toilette müssen). In den meisten Fällen geht es den Betroffenen wieder besser, sobald sie etwas gegessen haben und sie können wieder einschlafen. Würden Sie sagen, dass eine der folgenden Antworten auf Sie zutrifft?

A. Schlafstörungen dieser Art habe ich nur sehr selten oder nie.

B. Gelegentlich wache ich auf und muss etwas essen, um wieder einschlafen zu können.

C. Ich wache häufig auf und muss etwas essen, um wieder einschlafen zu können. Wenn ich vor dem Schlafen gehen etwas esse, habe ich dieses Problem in der Regel nicht oder die die Zeit in der ich schlaflos im Bett liege wird reduziert.

Ihre Antworten

A = _____   B = _____   C = _____

---

44. Juckende Haut

Bei dieser Frage geht es um einen Juckreiz, der nicht durch Bisse oder Stiche entstanden ist. Natürlich juckt es jeden einmal. Einige Menschen juckt es allerdings täglich. Meist sind es Kopfhaut, Arme oder Waden die besonders stark betroffen sind. Da die Betroffenen sich bereits an das Jucken gewöhnt haben, merken sie selbst nicht, wie häufig sie sich kratzen.

C. Auch meine Haut juckt sehr häufig.

Es gibt keine Antworten A und B.

45. Portionen beim Essen

Die meisten Menschen essen mindestens drei Mahlzeiten täglich. Allerdings kann die zugeführte Menge enorme Unterschiede aufweisen. Manche Menschen essen sehr große Portionen und schöpfen gerne zwei oder drei Mal nach. Andere essen wiederum sehr wenig und fühlen sich danach dennoch satt. Essen Sie in der Regel mehr oder weniger als Ihre Mitmenschen?

A. Ich esse nicht viel. Auf jeden Fall weniger als die anderen. Ich bin schnell satt.

B. Ich esse ungefähr so viel oder weniger als die anderen.

C. Ich esse in der Regel große Portionen und meist mehr als die anderen.

Ihre Antworten

A = _____   B = _____   C = _____

46. Feuchte Nase

In der Regel merken wir nicht, wie feucht unsere Nasenschleimhaut ist. Nur wenn unsere Nase entweder zu trocken (Nasenbluten oder poröse Haut) oder zu feucht (die Nase läuft) ist, wird es uns überhaupt bewusst. Bitte wählen Sie die Antwort, die am besten Ihre Situation beschreibt, wenn sie nicht krank sind oder keine allergische Reaktion verzeichnen.

A. Meine Nase scheint oft sehr trocken zu sein.

B. Ich habe nicht bemerkt, dass meine Nase zu trocken oder zu feucht ist.

C. Meine Nase läuft sehr oft.

47. Fruchtsaft zwischen den Mahlzeiten

Wenn Sie zwischen den Mahlzeiten hungrig werden und dann ein Glas Orangensaft (oder andere Fruchtsäfte) trinken, wie geht es Ihnen dann? Wirkt sich ein Glas Saft eher positiv oder negativ aus? Mildert ein Glas Saft Ihren Appetit, so dass sie locker bis zur nächsten Mahlzeit durchhalten? Oder wirkt sich Saft eher negativ aus?

A. Saft liefert mir Energie und ich halte leicht bis zur nächsten Mahlzeit durch.

B. Es ist ganz okay, aber nicht immer der beste Snack für mich.

C. Ich habe schlechte Erfahrungen gemacht. Durch Saft wird mein Denkvermögen beeinflusst, ich bekomme Hunger, werde zittrig, ängstlich, angespannt oder mir wird einfach schlecht.

Ihre Antworten

A = _____   B = _____   C = _____

48. Persönlichkeit

Menschen weisen völlig verschiedene Persönlichkeitszüge auf und viele dieser Züge stehen in direktem Zusammenhang mit dem Stoffwechsel oder werden zumindest davon beeinflusst. Welche der folgenden Aussagen beschreibt Ihr Sozialverhalten am Besten? Denken Sie dabei auch daran, wie Sie sich normalerweise gegenüber Ihren Mitmenschen verhalten.

A. Ich bin eher distanziert, ziehe mich zurück, gelte als Einzelgänger und würde mich eher als introvertiert beschreiben.

B. Ich liege irgendwo in der Mitte. Ich bin weder sehr introvertiert, noch extrovertiert.

C. Ich bin eher der „gesellige Typ" und würde mich als extrovertiert beschreiben.

49. Kartoffeln

Kartoffeln sind ein tolles Nahrungsmittel und weisen aus ernährungstechnischer Sicht viele guten Eigenschaften auf. Sie sind allerdings nicht das beste Nahrungsmittel für jeden Stoffwechseltypen. Bei dieser Frage spielt es keine Rolle ob Kartoffeln für Ihren Stoffwechseltyp gut oder schlecht sind, sondern einzig und allein darum, wie Sie zu diesem Lebensmittel stehen.

A. Ich stehe nicht sonderlich auf Kartoffeln und kann gut darauf verzichten.

B. Ich kann sie essen, brauche sie aber nicht unbedingt.

C. Ich liebe Kartoffeln und könnte sie am liebsten den ganzen Tag essen.

Ihre Antworten

A = _____   B = _____   C = _____

---

50. Rotes Fleisch

Im Gegensatz zur allgemein vorherrschenden Meinung ist rotes Fleisch für bestimmte Stoffwechseltypen ein sehr gesundes Lebensmittel. Wenn Sie rotes Fleisch - wie z.B. ein Steak oder ein Roastbeef essen -- wie fühlen Sie sich danach? Bei dieser Frage geht es um Ihre Reaktion auf rotes Fleisch und nicht darum ob Sie denken, dass es gesund oder weniger gesund ist.

A. Meine Energie und mein Wohlbefinden gehen zurück. Ich werde sogar depressiv oder gereizt.

B. Ich merke keine besonderen Veränderungen.

C. Ich fühle mich nach dem Verzehr von rotem Fleisch definitiv besser.

51. Pupillengröße

Die Pupille ist der schwarze, mittlere Teil des Auges. Die Iris ist der farbige Ring, der um die Pupille verläuft. Bei dieser Frage geht es um die Größe Ihrer Pupillen in Relation zur Größe der Iris. Durchschnittlich bedeutet, dass Pupille und Iris gleich groß sind. Größer bedeutet, dass die Pupille deutlich breiter ist als die Iris. Um diese Frage beantworten zu können, betrachten Sie sich in einem gut beleuchteten Raum in einem Spiegel.

Die Größe meiner Pupille ist eher:

A. Größer als meine Iris.

B. Durchschnittlich. Ungefähr die gleiche Größe.

C. Kleiner als meine Iris.

Ihre Antworten

A = _____   B = _____   C = _____

52. Salat zum Mittagessen

Wenn Sie zu Mittag die falschen Lebensmittel gegessen haben, werden Sie nachmittags wahrscheinlich Probleme bekommen. Statt produktiv und aktiv zu sein, schaffen Sie es kaum noch die Augen offen zu halten oder Sie brauchen eine Tasse Kaffee oder etwas Süßes, um wieder aufmerksam und konzentriert zu werden. Wenn Sie zu Mittag nur einen großen vegetarischen Salat gegessen haben, wie würden Sie Ihre Produktivität am Nachmittag beschreiben?

A. Ich fühle mich nach einem solchen Essen ganz gut.

B. Es funktioniert, aber dauerhaft ist es nicht das richtige Essen für mich.

C. Schlechte Erfahrungen. Ich werde müde, schläfrig, lethargisch, nervös oder schnell reizbar.

53. Speichelfluss

Viele Menschen kennen es nur allzu gut, wenn der Mund sehr trocken wird, wenn sie gerade nervös sind oder Angst haben, wie z.B. wenn sie eine Rede halten sollen. Auf der anderen Seite kennen die meisten von uns das Gefühl, wenn einem das „Wasser im Munde zerläuft", wenn der Geruch von leckerem Essen in die Nase geht. Es gibt allerdings auch Menschen, bei denen diese beiden Extreme an der Tagesordnung stehen und einfach so auftreten können. Bitte wählen Sie hier die Antwort, die am besten auf Ihren Speichelfluss zutrifft.

A. Mein Mund ist meistens trocken.

B. Ich merke keine Änderung bei meinem Speichelfluss.

C. Ich neige dazu, sehr viel Speichen zu produzieren.

Ihre Antworten

A = _____   B =_____   C =_____

54. Salzige Lebensmittel

Salz ist wie süß, einer der sechs Geschmacksrichtungen. Wie bei süßen Lebensmittel auch, reagieren Menschen auf salzige Speisen sehr unterschiedlich. Manche Menschen salzen ihre Speisen sehr stark und haben sogar ein Verlangen nach Salz. Andere mögen Salz überhaupt nicht und finden viele Fertiggerichte zu übersalzen. Bei dieser Frage geht es darum, wie Sie zu salzigen Lebensmitteln stehen?

A. Viele Lebensmittel sind mir zu salzig oder ich salze meine Speisen nur sehr wenig.

B. Ich merke keinen großen Unterschied. Ich merke selten, wenn Speisen zu salzig sind oder wenn Salz fehlt.

C. Ich liebe Salz und habe sogar Verlangen danach. Ich mag meine Speisen besonders salzig.

55. Snacks / Zwischenmahlzeiten

Zur Beantwortung dieser Frage gehen wir einfach einmal davon aus, dass Sie täglich drei Mahlzeiten zu sich nehmen. Wenn dies so ist, greifen Sie dann auch zwischen den Mahlzeiten zu einem kleinen Snack? Oder reichen diese drei Mahlzeiten völlig aus, um die bestmögliche Leistung zu bringen?

A. Ich greife selten oder nie zu Snacks.

B. Ab und an gönne ich mir einen kleinen Snack zwischen den Mahlzeiten.

C. Ich will/brauche öfters einen kleinen Snack zwischendurch.

Ihre Antworten

A = _____   B = _____   C = _____

56. Snack-Vorlieben

Eine gute Zwischenmahlzeit oder ein kleiner Snack sollten nicht nur den Hunger stillen, sondern Ihnen auch benötigte Energie liefern und Ihr Wohlbefinden verbessern. Sie sollte auch keine negativen Auswirkungen wie das Verlangen nach Süßigkeiten hervorrufen. Welche der folgenden Antworten beschreibt Ihre Vorliebe bei Snacks am besten?

A. Ich esse eigentlich kaum Snacks. Wenn ich doch einen Snack zu mir nehme, dann sollte es etwas Süßes sein.

B. Manchmal brauche ich einen kleinen Snack und dann ist es mir egal, welche Art von Snack es ist.

C. Ich brauche definitiv einen Snack, um meinen Leistungen gerecht zu bleiben. Süßigkeiten bringen bei mir nichts, aber Protein und Fett (Fleisch, Hühnchen, Käse, hartgekochte Eier, Nüsse) zeigen ihre Wirkung.

57. Niesen

Beim Wort Niesen denken wir gleich an Erkältungen oder Allergien. Aber es gibt Menschen, die täglich niesen müssen, auch wenn sie nicht krank sind oder Allergien haben. So gibt es beispielsweise Menschen, die nach jeder Mahlzeit niesen müssen. Bei dieser Frage geht es um kurze Nieser, also wenn man nur ein- oder zweimal niesen muss -- lange Niesanfälle zählen hier nicht. Bitte wählen Sie die Antwort, die am besten auf Sie zutrifft.

A. Ich niese fast nie, außer wenn ich krank bin oder eine Allergie habe.

B. Ab und zu muss ich auch niesen, obwohl ich nicht krank bin, aber wirklich nur ab und zu.

C. Ich muss häufig niesen und/oder ich muss oft nach dem Essen niesen.

Ihre Antworten		
A = _____	B = _____	C = _____

58. Saure Lebensmitteln

Sauer ist wie süß und salzig, eine der sechs Geschmacksrichtungen. Es gibt Menschen, die saure Lebensmittel wie Gurken, Sauerkraut, Essig, Zitronensaft oder Joghurt über alles lieben und sogar Heißhunger danach bekommen. Andere Menschen können sehr gut auf saure Lebensmittel verzichten. Wie stehen Sie zu sauren Lebensmitteln?

A. Ich mag saure Lebensmittel nicht sonderlich gerne.

B. Ich bin eher neutral. Ich kann Saures essen, kann aber auch verzichten.

C. Ich liebe saure Lebensmittel und habe ein richtiges Verlangen danach.

59. Geselligkeit

Viele Menschen sind der Ansicht, dass soziales Verhalten erlernbar sei. Man muss allerdings nur mal einen Blick auf seine Geschwister werfen und erkennt schnell, dass es in dieser Hinsicht angeborene Tendenzen gibt, auch wenn diese bis zu einem gewissen Grad durch unsere Erfahrungen beeinflusst werden können. Für wie gesellig würden Sie sich einschätzen?

A. Ich neige etwas zu „unsozialem" Verhalten. Ich bin gerne allein und fühle mich bei Veranstaltungen und Menschenansammlungen immer ein wenig unwohl und gehe dann in der Regel auch früh wieder nach Hause.

B. Ich liege irgendwo in der Mitte -- ich lebe weder zurückgezogen, noch würde ich sagen, dass ich das Bedürfnis habe, viele Leute um mich zu haben.

C. Ich bin ein geselliger Mensch. Ich liebe es, unter Leuten zu sein und bin nicht gerne allein.

Ihre Antworten

A = _____   B = _____   C = _____

---

60. Körperliche und psychische Ausdauer

Ausdauer bezieht sich auf das körperliche Durchhaltevermögen oder die Fähigkeit, über einen längeren Zeitraum seine Arbeit verrichten zu können, ohne zu ermüden. Diese Fähigkeit wird stark davon beeinflusst, was wir essen. Manche Lebensmittel verbessern unsere körperliche und geistige Ausdauer, während andere sie eher sinken lassen. Welche Lebensmittel sorgen bei Ihnen für eine bessere Ausdauer?

A. Leichte Lebensmittel wie Huhn, Fisch, Obst, Gemüse, Getreideprodukte.

B. So ziemlich alle gesunden Lebensmittel.

C. Schwere und fetthaltige Lebensmittel.

61. Verzehr von Süßigkeiten

Es gibt kaum Menschen, die nicht ab und an gerne etwas Süßes essen. Bei dieser Frage geht es allerdings nicht darum, ob Sie süße Lebensmittel mögen oder nicht, sondern viel mehr darum, wie es Ihnen geht, wenn Sie über einen längeren Zeitraum nichts anderes als Süßigkeiten essen (z.B Kuchen, Torte, Bonbons usw.)?

A. Süßigkeiten machen mir nichts aus und manchmal werde ich sogar richtig satt davon.

B. Manchmal geht es mir dabei nicht gut, aber in der Regel werde ich auch satt. Allergische Reaktionen treten keine auf.

C. Mir geht es meist nicht gut, wenn ich ausschließlich Süßes esse. Mir geht es in der Regel schlecht oder ich bekomme Lust auf noch mehr Süßigkeiten.

Ihre Antworten

A = _____   B = _____   C = _____

53

62. Fleisch zum Frühstück

Bei dieser Frage geht es um tierische Protein aller Art, also Schinken, Steak, Hamburger, aber auch Fisch wie Lachs, Forelle oder Ähnliches. Wie geht es Ihnen, wenn Sie solche Produkte zum Frühstück essen und wie geht es Ihnen, wenn Sie keine solchen Produkte essen? Bitte beachten Sie, dass Produkte wie Eier, Milch oder Käse nicht zu dieser Frage zählen.

A. Ich fühle mich mit diesen Produkte meist nicht so gut. Ich neige dazu, schneller müde zu werden oder werde wütend, lethargisch, durstig oder ich habe einfach weniger Energie.

B. Das ist unterschiedlich. Ich kann diese Lebensmittel problemlos zu mir nehmen, komme aber auch ohne gut zurecht.

C. Mir geht es dann viel besser: Ich habe mehr Energie, Ausdauer und komme bis zum Mittag gut ohne Zwischenmahlzeiten zurecht.

Ihre Antworten

A = _____   B = _____   C = _____

63. Rotes Fleisch zum Mittagessen

Auch bei dieser Frage steht rotes Fleisch für besonders proteinreiches Fleisch wie Rind oder Lamm. Wie geht es Ihnen, wenn Sie mittags rotes Fleisch gegessen haben und wie geht es Ihnen ohne? Bitte beachten Sie auch bei dieser Frage, dass Produkte wie Eier, Milch oder Käse nicht zählen.

A. Ich fühle mich ohne besser. Durch rotes Fleisch werde ich schnell müde, lethargisch, wütend, gereizt, durstig oder ich habe einfach nur wenig Energie.

B. Das variiert bei mir. Manchmal geht es mir besser, manchmal nicht.

C. Ich fühle mich deutlich besser, wenn ich zum Mittagessen etwas rotes Fleisch gegessen habe: Ich habe mehr Energie und Ausdauer, bringe mehr Leistung und brauche vor dem Abendessen keine Zwischenmahlzeit.

Ihre Antworten

A = _____   B = _____   C = _____

64. Rotes Fleisch zum Abendessen

Auch bei dieser Frage geht es ausschließlich um Proteinreiches Fleisch wie etwa Rind oder Lamm. Wie geht es Ihnen, wenn Sie abends rotes Fleisch gegessen haben und wie geht es Ihnen ohne? Denken Sie bitte daran, dass auch bei dieser Frage Lebensmittel wie Eier, Milch, Käse oder Ähnliches nicht zählen, sondern es geht ausschließlich um rotes Fleisch.

A. Ohne geht es mir besser. Rotes Fleisch macht mich müde, lethargisch, wütend, aggressiv, durstig oder ich habe einfach nur weniger Energie.

B. Das ist unterschiedlich. Manchmal fühle ich mich besser, manchmal nicht.

C. Ich fühle mich deutlich besser, wenn ich abends rotes Fleisch gegessen habe. Ich habe mehr Energie, bin leistungsfähiger und brauche vor dem Schlafengehen nichts zu Essen mehr.

Ihre Antworten

A = _____   B = _____   C = _____

65. Vorlieben beim Abendessen

Stellen Sie sich einfach einmal vor, dass Sie einen langen Flug vor sich haben, auf dem es keinerlei Verpflegung geben wird. Sie sind schon hungrig und haben sich dazu entschlossen, Ihr Abendessen schon vor dem Flug zu sich zu nehmen. Im Restaurant angekommen sehen Sie, dass es nur drei Gerichte zur Auswahl gibt -- Gericht 1, 2 und 3. Da Sie einen langen Flug vor sich haben ist es wichtig, dass Sie etwas essen, das sie fit und energiegeladen hält. Für welches der folgenden Gerichte würden Sie sich entscheiden, um das Maximum an Energie und Ausdauer zu erhalten?

A. Teller 1 - Hähnchenbrust ohne Haut mit etwas Reis, Salat und einem Apfelkuchen.

B. Teller 2 - eine gemischte Platte, die aus den Tellern 1 und 3 zusammengesetzt ist.

C. Teller 3 - Schmorbraten mit gekochten Karotten, Zwiebeln und Kartoffeln, serviert mit Keksen, Soße und einem Stück Käsekuchen.

Ihre Antworten

A = _____   B =_____   C =_____

Auswertung des Tests und Typ-Ermittlung

Herzlichen Glückwunsch! Sie haben den Selbsttest erfolgreich abgeschlossen. Jetzt werden wir Ihren Stoffwechseltyp genau bestimmen. Dies ist ein entscheidender Schritt auf dem Weg zur Entdeckung eines gesünderen und glücklicheren Daseins!

Jetzt müssen Sie nur noch Ihre Punkte zusammenzählen. Dies geht ganz einfach. Folgen Sie einfach den folgenden drei Schritten.

1. Auf jeder Seite des Selbsttests addieren Sie die Anzahl der angekreuzten Antworten A, B und C und tragen die Zwischenergebnisse unten auf der Seite in das Kästchen ein.

2. Addieren Sie alle Zwischenergebnisse zusammen und tragen Sie diese in das unten stehende Kästchen ein.

Antworten A gesamt = _____

Antworten B gesamt = _____

Antworten C gesamt = _____

3. Nun werten Sie diese Ergebnisse folgendermaßen aus:

- Wenn die Punktzahl bei Antwort A um 5 Punkte oder mehr höher ist als bei den Antworten B oder C, dann sind Sie ein Kohlenhydrat-Typ. (Beispiel: A=25, B=20, C=15)

- Wenn die Punktzahl bei Antwort C um 5 Punkte oder mehr höher ist als bei den Antworten A oder B, dann sind Sie ein Eiweiß-Typ. (Beispiel: A=15, B=20, C=25)

- Wenn die Punktzahl bei Antwort B um 5 Punkte oder mehr höher ist als bei den Antworten A oder C, dann gehören Sie zur Mischform. (Beispiel: A=20, B=25, C=15)

- Wenn Sie weder bei A, B oder C mindestens 5 Punkte Abstand haben, dann zählen Sie ebenfalls zur Mischform. (Beispiel A=18, B= 22, C= 20)

Den Stoffwechsel-Typ verstehen

Auf der grundlegendsten Ebene wird man bei den Stoffwechseltypen in drei Kategorien unterteilt; Protein-Typ, Kohlenhydrat-Typ und Mischform. Diese Kategorien definieren sehr detailliert, wie der Körper innerlich funktioniert und wie die verschiedenen Lebensmittel und Nährstoffe absorbiert werden. Es wurde mittlerweile bewiesen, dass die grundlegende Form und Gestaltung unseres Magens enorme Unterschiede aufweisen können.

Abgesehen von der Art der Lebensmitteln, die für jeden Stoffwechseltyp am besten geeignet sind, spielen auch die zugeführten Mengen eine entscheidende Rolle. Wie der Name bereits vermuten lässt, ist der Protein-Typ gut damit beraten, größere Mengen Protein und Fette zu sich zu nehmen und den Konsum von Kohlenhydraten einzuschränken. Der Kohlenhydrat-Typ sollte sich eher auf Kohlenhydrate konzentrieren und die Zufuhr von Protein und Fett reduzieren. Die einfachste Möglichkeit die Menge von Lebensmittel abzuschätzen ist, sich einen leeren Teller vorzustellen und ihn entsprechend des Stoffwechseltyps mit den richtigen Anteilen an Lebensmittel zu füllen, wie sie unten auf den Bildern zu entnehmen sind.

Kohlenhydrate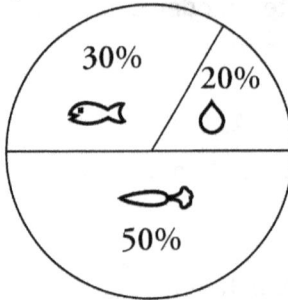
Proteine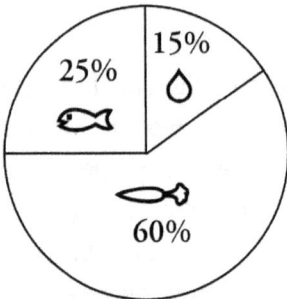
Fette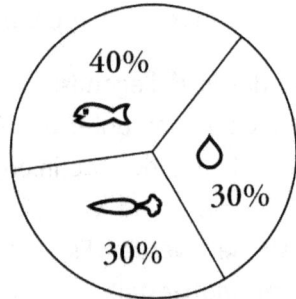

Mischform

30%

20%

50%

15%

25%

60%

Kohlenhydrat-Typ

40%

30%

30%

Protein-Typ

Kapitel 2

Was benötigt Ihre Wirbelsäule?

Skoliose ist eine abnorme Krümmung der Wirbelsäule. Es werden ausschließlich Erbfaktoren mit Skoliose in Verbindung gebracht... aber die Ernährung kann dabei helfen, die Gene zu aktivieren oder deaktivieren, die zu Ausbruch und Entwicklung der Krankheit führen können. Ihre Wirbelsäule benötigt bestimmte Nährstoffe, welche die Grundlage der präventiven Medizin bilden.

Ein paar dieser Nährstoffe sind Mangan, Zink, Kupfer, Kalzium, Pyridoxin, Eisen, Multivitamin, Omega-3, Prolin und Glycin...jedoch kann die Liste endlos fortgeführt werden. Doch in welchen Lebensmitteln befinden sich diese Nährstoffe besonders reichlich? Es gibt viele dieser Lebensmittel, wie Sie gleich erfahren werden.

Wenn Sie sich "Paleo" ernähren; dann sind es in erster Linie Fisch, Hühner und deren Eier, Fleisch und zahlreiche wild wachsende oder kultivierte Gemüsesorten, die Ihre Wirbelsäule mit allem versorgt, was sie benötigt. Durch diese Lebensmittel nehmen Sie sozusagen die gesamte kulinarische Weisheit unserer Vorfahren auf. Wenn Sie Nahrung in natürlicher Form zu sich nehmen: Beispielsweise eine

Orange, statt Orangensaft, dann erhalten Sie alle bekannten und weniger bekannten Nährstoffe. Durch diese Ernährungsweise entfernen Sie sich auch immer weiter von den Geheimnissen und den Gefahren, die in Fertigprodukten auf Sie lauern.

Gehen wir an die Arbeit. Wie Sie gerade gelesen haben, gibt es drei unterschiedliche Stoffwechseltypen: Mischform, Protein-Typ und Kohlenhydrat-Typ. Wenn Sie beispielsweise ein Protein-Typ sind, aber häufig Lebensmittel oder Mengen zu sich nehmen, die für den Kohlenhydrat-Typ geeignet sind, kann es schnell passieren, dass Sie sich schlechter fühlen oder genau die gegenteilige Wirkung dessen erhalten, was Sie eigentlich erreichen wollten. Wenn Sie andererseits genau die Dinge essen, die auf Ihren Stoffwechseltyp abgestimmt sind, können Sie den Zustand zahlreicher chronischer Krankheiten wie Skoliose, Herz- Kreislauferkrankungen, Osteoporose usw. verbessern und sogar um 180° umdrehen!

Der Stoffwechseltyp kann sich aufgrund physiologischer und externer Faktoren von Zeit zu Zeit ändern, also sollten Sie den in diesem Buch enthaltenen Test regelmäßig wiederholen.

Kapitel 3

Mein Ratschlag zum Paleo-Typing

Bei der Paleo-Diät gibt es Listen mit „erlaubten Lebensmitteln" und „verbotenen Lebensmitteln". Ihnen als Skoliose-Leidenden empfehle ich ein paar besondere Super-Lebensmittel. Diese Lebensmittel sorgen dafür, dass Sie die „verbotenen Lebensmittel" nicht vermissen werden, dass ihre Diät ausgeglichener und abwechslungsreicher wird und Sie werden feststellen, dass sie den Geist dieses Kochbuches widerspiegeln. Doch der allerwichtigste Aspekt ist, dass diese Super-Lebensmittel eine wahre Wohltat für Ihre Skoliose sind. Wahre Lebensmittel für Ihr wahres Ich!

NICHT ERLAUBTE LEBENSMITTEL:

1.Milchprodukte

Wenn man einen Blick auf das Zeitalter der Höhlenmenschen zurückwirft, dann war das Melken von wilden Tieren das Letzte, was unsere Vorfahren im Kopf hatten. Die Frage ist, soll man nun Milch trinken oder nicht? Laktose- und Kaseinintoleranz sind typische Beispiele dafür, warum Milchprodukte in vielen Diäten eine Grauzone sind, was natürlich auch bei der Paleo-Diät der Fall ist. Was noch schlimmer ist, dass die moderne Fütterung und Verarbeitungsmethoden beim Melken dafür sorgen, dass Verbraucher bei diesen Produkten weniger Genuss empfinden.

Mein Ratschlag zum Paleo-Typing :

Entscheiden Sie sich dazu, auf frische Biomilch von natürlich aufgezogenen und von Gras gefütterten Tieren umzusteigen, die von deutlich besserer Qualität ist. Ob Sie sich letztendlich für Vollmilch, fettarme oder fettfreie Milch entscheiden sollen, hängt wiederum von Ihrem Stoffwechseltyp ab.

Ich rate Ihnen zu fermentierten Milchprodukten wie Kefir, Joghurt oder sogar Käse, da während der Fermentation der Großteil des sich in der Milch befindenden Laktose abgebaut wird und somit die Insulinreaktion deutlich geringer ist. In Kefir befindet sich eine Substanz namens Tryptophan, welche sehr wichtig für das Wachstum und die Entwicklung des gesamten Bewegungsapparates ist. Sie tun Ihrem Körper also etwas Gutes, wenn Sie Kefir regelmäßig in Ihren Diätplan mit einbeziehen.

2. Fertigprodukte

Sie machen sich Gedanken über die Fortschritte bei der Skoliose-Behandlung? Falls ja, seien Sie sich darüber im Klaren, dass Fertigprodukte nicht Ihre Freunde sind.

Meine Empfehlungen:

Fertiggerichte sollten grundsätzlich auf jedem Diätplan verboten werden und dabei spielt es keine Rolle, welchem Stoffwechseltyp man zugehört und wie sehr man diese Gerichte mag. Sie weisen alle eine hohe Kalorienzahl und sehr wenige Nährstoffe auf, was im Endeffekt zu einer Unausgeglichenheit in Ihrem Verdauungssystem führen kann. Da die Gesundheit des Darmes im direkten Zusammenhang mit der Skelett-Entwicklung steht, sollten Sie sich von allen Fertigprodukten trennen und sie von der Einkaufsliste streichen. Sie enthalten alle eine Menge Zucker, Salz und Konservierungsstoffe.

3. Getreide

Wir nehmen regelmäßig Getreideprodukte zu uns, aber was Ihnen bislang noch nicht bekannt war, ist die Tatsache, dass die landwirtschaftliche Revolution erst vor 10.000 Jahren begann. Uns gibt es aber schon seit 2 Millionen Jahren und unsere Gene haben sich in dieser Zeit nicht großartig verändert. Aus diesem Grund haben Getreideprodukte keinen hohen Stellenwert bei der Paleo-Ernährung.

Getreide enthält Phytinsäure (oder Phytate in Salzform) und Lektine, welche die Aufnahme und Verwertung von Kalzium, Eisen und Magnesium verhindern kann, das Verdauungssystem schädigen, das Risiko chronischer Entzündungen steigern, und zu Autoimmunkrankheit und Insulinresistenz führen können. Warum sollte man etwas essen, das definitiv nicht gegessen werden will? Das Getreideeiweiß, Gluten, weist einen hohen Anteil an der Aminosäure Prolin. Seine Struktur ist durch die normale Verdauung nur schwer zu brechen und ist daher verantwortlich für die Verdauungsinsuffizienz.

Meine Empfehlungen:

Es spielt keine Rolle in welcher gesundheitlichen Verfassung Sie sich befinden oder welchem Stoffwechseltyp Sie angehören, ich rate Ihnen dringend, den Konsum von Getreideprodukten so gering wie möglich zu halten. Insbesondere Getreideprodukte wie Reis, Weißbrot, Kekse und Kuchen, Cornflakes usw. sollten Sie aus Ihrer Ernährung streichen.

Das Eliminieren von Getreideprodukten ist insbesondere für die Protein-Typen von entscheidender Bedeutung, da sie genetisch zu den Lebensmitteln neigen, die vor der landwirtschaftlichen Revolution auf dem Speiseplan standen. Der Kohlenhydrat-Typ und die Mischform können Getreideprodukte in Maßen konsumieren, da die genetischen Veranlagungen besser sind.

In allen drei Fällen sollten ausschließlich Vollkornprodukte verzehrt werden, denn bei diesen Produkten wurden Keime und Kleie nicht durch den Raffinierungsprozess entfernt, womit sie eine reiche Quelle von Mineralien, Antioxidantien und Ballaststoffen sind. Omega-3-Fettsäuren sind entzündungshemmende Stoffe, die ebenfalls in Vollkornprodukten enthalten sind.

Zudem sollten Sie Getreide vor dem Kochen stets einweichen. Dies liegt daran, dass sich in Getreide Phytinsäure befindet, die sich im Magen an essentiellen Mineralien bindet, so dass diese dem Körper nicht zur Verfügung stehen. Indem Getreide vorher eingeweicht wird, kann diese Säure aufgespalten werden, was von entscheidender Bedeutung ist, wenn es um die Aufnahme, Verdauung und der allgemeinen Darmgesundheit geht.

4. Hülsenfrüchte

Bevor die Landwirtschaft vor 10.000 Jahren ihren Lauf nahm, ernährten sich unsere Vorfahren ausschließlich von Fleisch und Pflanzen. Hülsenfrüchte befanden sich wie Getreide nicht auf dem Speiseplan. Hülsenfrüchte, die bei der Paleo-Ernährung vermieden werden sollten sind Linsen, alle Bohnenarten, Erdnüsse, Soja und Kichererbsen. In Hülsenfrüchten befinden sich Substanzen, die sich Proteaseinhibitoren nennen und weitere Schadstoffe, die den Körper daran hindern, ausreichend Nährstoffe aus den Hülsenfrüchten zu bekommen.

Meine Empfehlungen:

Mein Ratschlag ist es, ausschließlich Hülsenfrüchte in den Speiseplan zu integrieren, die fermentiert wurden. Dazu gehören das Super-Lebensmittel Natto, ein traditionell japanisches Lebensmittel aus gedämpften Sojabohnen die so lange fermentiert wurden, bis sie ihren „nussigen" Geschmack erhalten. Fermentierte Hülsenfrüchte können mehr Kalorien, Ballaststoffe, Kalzium, Kalium, Vitamin B2, Eisen und fast die doppelte Menge an Kalzium und Vitamin E liefern.

Natto ist besonders gesund, denn es ist eine wichtige Quelle von Vitamin K, welches absolut notwendig für einen starken Knochenbau und ein gesundes Herz ist. Es kann auch für einen gesunden Darm sorgen, also empfehle ich, täglich 1-2 Packungen zu essen.

Ein weiteres fermentiertes Soja-Produkt nennt sich Miso-Paste, eine traditionell japanische Paste, die aus fermentierten Sojabohnen hergestellt wird. Einfach ein Ei und Hackfleisch in die Suppe geben -- ein schnell zubereitetes, nahrhaftes und zudem noch leckeres Gericht.

Personen aus der Gruppe Protein-Typ benötigen hochwertige, tierische Eiweiße und fetthaltige Lebensmittel in ihrer Ernährung, allerdings sollten sie die zugeführten Kohlenhydrate etwas reduzieren. Aus diesem Grund sind Hülsenfrüchte nicht das geeignete Lebensmittel und sollten aus der Ernährung gestrichen werden.

5. Zucker

Unsere Vorfahren holten sich ihren Zucker aus natürlichen und gesunden Lebensmitteln, wie etwa Obst und Gemüse. Heute stammt der Großteil des zu uns genommenen Zuckers aus raffiniertem Zucker, der Ihnen nichts weiter als „leere Kalorien" liefert. In der Paleo-Diät heißt es, sich von solchem Zucker zu verabschieden.

Fructose (Fruchtzucker) ist ein Einfachzucker, der ausschließlich in der Leber abgebaut werden kann. Ihre Körperzellen verwenden einfach Glukose als Energiequelle und keine Fructose. Ein Überschuss an Fructose kann den Appetit stören und den Körper abhängig machen. Ein exzessiver Überschuss an Fruktose kann auch zu metabolischen Syndromen wie Diabetes, Fettleibigkeit und Herzkrankheiten führen.

Nach der Verarbeitung fehlt es raffiniertem Zucker an natürlichen Mineralien, wie sie insbesondere in Zuckerrüben und Zuckerrohr enthalten sind. Darüber hinaus werden durch den übermäßigen Konsum von Zucker wertvolle Vitamine und Mineralien wie z.B. Natrium, Kalium, Magnesium oder Kalzium aus dem Körper gewaschen. Bei erhöhtem Konsum von Kohlenhydraten wie Getreide und Zucker wird den Knochen das Kollagen entzogen. Dies ist auf jeden Fall sehr schädlich für die Gesundheit Ihrer Wirbelsäule und alles andere als nützlich für die Besserung Ihres Skoliose-Zustandes.

Meine Empfehlungen:

Ich rate Ihnen dringend, die Aufnahme von Zucker, insbesondere raffiniertem Zucker, auf ein absolutes Minimum zu beschränken oder noch besser, komplett darauf zu verzichten, wobei es keine Rolle spielt, welchem Stoffwechseltyp Sie angehören. Stevia ist eine beliebte Alternative zu Zucker. Es handelt sich dabei um ein natürliches, in Südafrika wachsendes Kraut, welches als sicheres Süßungsmittel gilt und weder den Blutzuckerspiegel erhöht, noch die Entwicklung Ihrer Wirbelsäule negativ beeinflusst.

ERLAUBTE LEBENSMITTEL:

1. Tierische Produkte

Viele Paleo-Neulinge machen sich Sorgen über gesättigte Fette, die in tierischen Produkten stecken und nach konventionellem Wissensstand eine Ursache für Krebs, Herzerkrankungen, Fettleibigkeit, Diabetes, Störungen der Zellmembran und Erkrankungen des Nervensystems wie Multiple Sklerose darstellen.

Viele wissenschaftliche Studien konnten allerdings zeigen, dass durch das Erhitzen von pflanzlichem Öl sogenannte Transfettsäuren entstehen, die als Ursache dieser modernen Krankheitsbilder verantwortlich gemacht werden können. Die natürlichen, gesättigten Fette machen aber keine Probleme.

Meine Empfehlungen:

Trotz der oben dargelegten wissenschaftlichen Schlussfolgerung, sollten Sie ausschließlich Fleisch und Eier von Freiland-Tieren konsumieren, die sich von Gras ernähren können und nicht mit Getreide gefüttert werden. Außerdem sollten Sie gezüchteten Fisch streichen und durch Wildfisch ersetzen, denn auch unsere Vorfahren haben ausschließlich wilde Tiere gegessen, deren Körperfettanteil sich auf natürliche Weise den Jahreszeiten angepasst hat. Sie hatten also nicht über das gesamte Jahr eine Quelle für gesättigte Fette.

Zudem werden mit Getreide gefütterte Tiere und gezüchtete Fische auf engstem Platz gehalten und mit chemischen Substanzen wie Antibiotika gefüttert, wodurch Sie durch den Konsum auch Ihren Körper mit diesen Substanzen belasten.

Viel wichtiger ist es allerdings, dass Sie ausschließlich die für Ihren Stoffwechseltyp abgestimmten Lebensmittel konsumieren. Beispielsweise sollten Menschen der Kategorie Kohlenhydrat-Typ Fleischquellen mit geringem Purin-Anteil zu sich nehmen, während der Protein-Typ Fleischquellen mit mittlerem bis hohen Purin-Anteil essen sollte. Wer in die Kategorie Mischform fällt, der liegt sozusagen in der goldenen Mitte. Bitte entnehmen

Sie dem Ratgeber zu den empfohlenen Lebensmitteln, welche Lebensmittel jeweils über hohe oder geringe Purinwerte aufweist.

2. Gesunde Fette

Nahrungsfette, ob nun gesättigt oder nicht, sind keine Ursache für chronische Krankheiten unserer Zivilisation. Unsere Körper sind dazu geschaffen, Energie primär aus gesättigten Fetten zu ziehen.

Tierische Fette enthalten eine Menge Nährstoffe, die gegen Krebs und Herzkrankheiten schützen; der Anstieg des Krebs - und Herzrisikos sind großen Mengen an Pflanzenöl zurückzuführen.

Meine Empfehlungen:

Für Sie ist es wichtig sich zu merken, dass die guten Fette (gesättigte Fette) einen nicht dick und rund werden lassen und sogar wichtig sind, um den Anteil des schlechten Cholesterins in Ihrem Blut zu senken. Es gibt ein umfassendes Angebot an guten Fetten, so dass Sie Ihre Mahlzeiten sehr abwechslungsreich gestalten können und zeitgleich Ihre Gesundheit verbessern. Kokosnussöl, Olivenöl, Avocadoöl, Butter, Ghee und tierische Fette sind alles gesunde Fette und Öle, die Sie bei der Zubereitung Ihrer Gerichte vielseitig einsetzen und ihnen den letzten Schliff verpassen können.

Die folgenden Fette können allerdings zu Herz- und Kreislauferkrankungen, Krebs, Lernschwierigkeiten, Osteoporose und viele weiteren gesundheitlichen Problemen führen:

- Fette und Öle (insbesondere Pflanzenöle) die bei der Verarbeitung auf sehr hohe Temperaturen erhitzt und gekocht werden.
- Alle hydrierten und teil-hydrierten Öle.

- Industriell verarbeitete flüssige Öle wie Soja-, Mais und Baumwollsamen und Raps.

3. Obst und Gemüse

Obst und Gemüse sind heutzutage eines der am häufigsten empfohlenen Lebensmittel, die jedem Ernährungsplan einen frischen Kick verpassen. Doch kann man mit ihnen auch Skoliose verbessern?

Meine Empfehlungen:

Obwohl es generell stimmt, dass Gemüse zu jeder gesunden Mahlzeit gehört und eine Menge wertvoller Vitamine, Nährstoffe und Mineralstoffe beinhaltet, gibt es dennoch Gemüsesorten, die besser geeignet sind als andere. Wählen Sie Gemüse stets mit Bedacht, so dass Ihre Wirbelsäule genau die Nährstoffe bekommt, die im Einklang mit Ihrem Stoffwechseltyp stehen. Der Kohlenhydrat-Typ kann Gemüse mit höherem Stärkeanteil wählen. Geeignete Gemüsesorten befinden sich auf der Liste der empfohlenen Lebensmittel.

Bio-Bauern sorgen für eine Vielzahl gentechnisch unveränderter (nicht-GMO) Gemüsesorten, die ohne Einsatz von Pestiziden angepflanzt werden. Versuchen Sie die Hälfte einer jeden Mahlzeit aus diesem Gemüse herzustellen. Wählen Sie die Gemüsesorten mit Bedacht. Beispielsweise befinden sich in Eisbergsalat oder Fritten kaum verwertbare Nährstoffe und bestehen zu einem Großteil aus Wasser. Römersalat oder Spinat wären eine viel bessere Wahl, denn sie enthalten viel Eisen.

Obst ist nicht so gesund, wie Sie denken. Es besteht zu einem Großteil aus Fruktose und weist Vitamine, Mineralstoffe und Nährstoffe nur in begrenzten Mengen auf. Diese Vitamine und Nährstoffe können viel einfacher aus Fleisch gewonnen werden, sowie aus nicht-stärkehaltigen Gemüsesorten. Dennoch haben viele Menschen ein wahres Verlangen nach Obst, ganz egal wie krank sie davon werden.

An dieser Stelle möchte ich Ihnen weitere „Super-Lebensmittel" vorstellen -- Sauerkraut und Kimchi (koreanisches Sauerkraut), zwei kultivierte Kohlgemüse. Sie existieren schon seit tausenden von Jahren und können sich äußerst gut auf die Heilung und den Aufbau des Verdauungssystems auswirken, denn die Darmgesundheit ist für die Skelett-Entwicklung verantwortlich.

4. Nüsse und Samen

Nüsse und Samen sind ein einfacher Snack, den man so ziemlich überall bekommt und auch noch reichhaltig an wichtigen Nährstoffen ist. Die meisten Nüsse und Samen befanden sich auch auf der Speisekarte der Höhlenmenschen, jedoch gibt es noch eine ganze Reihe an Faktoren die Sie berücksichtigen müssen, bevor Sie diese Produkte in Ihre Ernährung aufnehmen.

Meine Empfehlungen:

Genau so wie es bei Getreide und Hülsenfrüchten der Fall ist, gibt es auch Nüsse und Samen, die über die selben Abwehrmechanismen verfügen, die letztendlich schlecht für Ihre Gesundheit sind. Einige Nüsse und Samen enthalten Phytinsäure, die zum einen das Verdauungssystem stören und zum anderen die Aufnahme an Mineralstoffen in Magen und Darm erschweren. Das Ergebnis ist, dass Sie aus diesen Nüssen und Samen nur sehr wenige Nährstoffe erhalten.

Eine Möglichkeit, diese Phytinsäure und andere Anti-Nährstoffe loszuwerden ist es, die Nüsse und Samen in Wasser einzuweichen. Legen Sie die Nüsse und Samen über Nacht in Salzwasser ein und trocknen sie sie danach in der Sonne oder mit einem Dörrgerät, um sicherzustellen, dass sich kein Schimmel bilden kann.

Empfohlene Lebensmittel für den Kohlenhydrat-Typ

PROTEINE			KOHLENHYDRATE			ÖLE/FETTE	
FLEISCH/GEFLÜGEL	MEERESFRÜCHTE	MILCHPRODUKTE	GEMÜSE		OBST	NÜSSE/SAMEN	ÖL/FETT
Leichtes Fleisch	Leichter Fisch	Wenig oder kein Fett	Hoher Stärkeanteil / Mittlerer Stärkeanteil	Geringer Stärkeanteil	Alle gehen in Ordnung	Sparsam konsumieren	Sparsam konsumieren
Hühnerbrust	Katzenfisch	Käse	Kartoffel	Rübe	Apfel	Walnuss	Butter
Cornwall Wildhuhn	Dorsch	Hüttenkäse	Kürbis	Brokkoli	Aprikose	Kürbiskerne	Sahne
Putenbrust	Flunder/Butt	Kefir	Steckrübe	Kohlsprosse	Beere	Erdnuss	Ghee
Schweinefleisch, mager	Schellfisch	Milch	Süßkartoffel	Blaukraut	Kirsche	Sonnenblume	Öle:
Schinken	Heilbutt	Joghurt	Jams-Wurzel	Mangold	Zitrusfrucht	Sesam	Mandelöl
Mageres rotes Fleisch nur selten oder besser überhaupt nicht.	Barsch	Eier	Mittlerer Stärkeanteil	Kohl	Grapefruit	Mandel	Flachsöl
	Junger Kabeljau	HÜLSENFRÜCHTE (Sparsam konsumieren)	Rote Bete	Gurke	Melone	Cashew	Olivenöl
	Seezunge		Mais	Knoblauch	Pfirsich	Brasilianische Nuss	Erdnussöl
	Forelle	Tofu	Aubergine	Grünkohl	Birne	Haselnuss	Sesamöl
	Thunfisch, weiß	NÜSSE (Sparsam)	Jicama	Grüner Salat	Ananas	Pecannuss	Sonnenblumenöl
	Steinbutt		Okra	Zwiebel	Pflaume	Kastanie	Walnussöl
			Pastinake	Petersilie	Tomate	Pistazie	
			Rettich	Paprika	Tropenfrucht	Kokosnuss	
			Spaghettikürbis	Schalotte		Hickory	
			Sommerkürbis	Sprosse		Macadamia-Nuss	
			Gelber Kürbis	Tomate			
			Steckrübe	Brunnenkresse			
			Zucchini				

Hinweis: Lebensmittel mit hohem Purinwert sind Lebensmittel mit hohem glykämischen

Jede Mahlzeit sollte Proteine aus diesen Quellen aufweisen

Empfohlene Lebensmittel für den Protein-Typ

PROTEINE

Kategorie	Unterkategorie	Lebensmittel
FLEISCH/GEFLÜGEL	Hoher Purinwert	Organisches Fleisch, Pâté, Rinderleber, Hühnerleber
FLEISCH/GEFLÜGEL	Mittlerer Purinwert	Fleisch, Schinken, Hühnchen*, Ente, Geflügel, Gans, Niere, Pute*, Kalbfleisch, Wild
MEERESFRÜCHTE	Hoher Purinwert	Sardelle, Kaviar, Hering, Muschein, Sardinen
MEERESFRÜCHTE	Mittlerer Purinwert	Abalone-Muschel, Venusmuschein, Flusskrebs, Hummer, Makrele, Jakobsmuschel
MEERESFRÜCHTE	Geringer Purinwert	Shrimps, Schnecke, Tintenfisch, calamari, Tunfisch, dunkel
MILCHPRODUKTE	Ganzes Fett	Käse, Hüttenkäse, Sahne, Eier, Kefir, Milch, Joghurt
HÜLSENFRÜCHTE	Geringer Purinwert	Tempeh, Natto
NÜSSE	Alle Nüsse gehen / dürfen verzehrt werden	

KOHLENHYDRATE

Kategorie	Unterkategorie	Lebensmittel
GEMÜSE	Ohne Stärke	Spargel, Bohnen, frisch, Blumenkohl, Sellerie, Pilze, Spinat
GEMÜSE	Hoher Stärkeanteil	Artischocke, Karotte, Erbse, Kartoffeln, nur in Butter gebraten, Kürbis, Winter
OBST		Avocado, Olive, Kokosnuss, Erdnuss
OBST	Nicht ganz reif:	Grüner Apfel, Birne
OBST	Hoher Stärkeanteil	Banane (nur leicht grünlich)
NÜSSE/SAMEN	Alle gehen in Ordnung	Walnuss, Kürbis, Sonnenblume, Sesam, Mandel, Cashew, Brasilianische Nuss, Haselnuss, Pecannuss, Kastanie, Pistazie

ÖLE/FETTE

Kategorie	Unterkategorie	Lebensmittel
ÖL/FETT	Alle gehen in Ordnung	Butter, Sahne, Ghee, Öle:, Mandelöl, Leinöl, Olivenöl, Erdnussöl, Sesamöl, Sonnenblumenöl, Walnussöl

*vorzugsweise dunkles Fleisch

Jede Mahlzeit sollte Proteine aus diesen Quellen enthalten, jedoch stellen Milchprodukte, Gemüse oder Nüsse keinen Ersatz für Fleisch als Hauptgericht dar.

Kapitel 4

Die Paleo-Typing-Küche

Kücheneinrichtung

Wenn sie in die Küche gehen, die verfügbare Zutaten werden ihnen immer ein Gefühl der Zufriedenheit geben. Gibt es etwas besseres als ein selbst gekochtes deftiges Abendessen für die Familie und Ihre Liebsten?

Eine Küche, die mit allen notwendigen Zutaten ausgestattet ist, kann Ihre wertvolle Zeit und Geld sparen.

Alle benötigten Zutaten in der heimischen Küche griffbereit zu haben, verleiht Ihnen ein Gefühl der Zufriedenheit. Gibt es denn etwas Schöneres, als ein mit Liebe zubereitetes Abendessen für seine Familie und Liebsten?

Eine gut ausgestatteter Küche mit allen wichtigen Zutaten sorgt dafür, dass Sie häufiger etwas kochen wollen und kann Ihnen wertvolle Zeit und Geld sparen. Ich habe stets die folgenden Zutaten in meiner Küche.

1. Gewürze und Kräuter

Kaufen Sie Gewürze und Kräuter stets im Ganzen und mahlen Sie sie selbst, um maximale Wirkung und einen vollen Geschmack zu garantieren.

➲ Ingwer

Ingwer ist aus medizinischer Sicht sehr wertvoll, denn er wirkt sich positiv auf das Verdauungssystem aus, hilft bei Übelkeit und Brechreiz, lindert Reflux-Beschwerden und Erkältungen und kann dabei helfen, das Fortschreiten der Alzheimer-Krankheit zu verlangsamen. In Indien und China wird Ingwer sehr geschätzt und wird auch als entzündungshemmende Naturmedizin bei der Behandlung von Arthritis und rheumatischen Beschwerden eingesetzt.

Auch wenn wir die medizinischen Vorteile gerne mal vergessen, ist es der leckere, scharfe Geschmack und das Aroma, welche aus den zubereiteten Gerichten eine wahre Gaumenfreude machen.

Ingwer ist zudem ein natürliches Schutzmittel. Geben Sie einfach etwas geriebenen Ingwer auf Ihre Speisen und Ihre Potenz bleibt Ihnen lange erhalten.

➲ Zimt

Zimt ist eine der am häufigsten verwendeten Duftgewürze und genießt in der traditionellen chinesischen Medizin hohes Ansehen, denn Zimt ist besonders reich an Mangan, Eisen und Ballaststoffe. Zudem weist er starke Antioxidantien auf und ist ein natürliches Schutzmitteln. Eine Mischung aus Zimt und Honig verleiht Ihren Gerichten nicht nur einen delikaten Geschmack, sondern kann auch zahlreiche Krankheiten heilen.

➲ Basilikum

Basilikum ist aus der italienischen Küche nicht mehr wegzudenken und ist ein süßliches und sehr aromatisches Kraut, welches sich ohne großen Aufwand auch zu Hause kultivieren lässt.Damit Basilikum gedeiht, benötigt er mindestens sechs Stunden Sonnenlicht pro Tag. Ich verwende ihn in Salaten und bei Aufläufen oder verwende sie, um Garnelen oder Jakobsmuscheln zu verfeinern und zu garnieren.

➲ Curry

Curry kann den Geschmack von Schweinefleisch, Rundfleisch, Huhn oder Fisch enorm verändern. Ich mag japanischen Curry besonders gerne. Mein absolutes Lieblingsgericht ist gedünstetes Rindfleisch mit Karotten in Curry und Kokosmilch.

➲ Pfeffer

Schwarzer Pfeffer, grüner Pfeffer und weißer Pfeffer sind Früchte der der Pfefferpflanze. Die Farbe reflektiert die verschiedenen Entwicklungsstadien und Verarbeitungsmethoden. Schwarzer Pfeffer ist ein weit verbreitetes Gewürz und wird in zahlreichen Gerichten verwendet. Wenn ich mit dem Kochen fertig bin, füge ich noch gerne gemahlenen, schwarzen Pfeffer hinzu, um das meiste des Aromas zu erhalten.

Zudem ist Pfeffer eine reichhaltige Quelle an Eisen, Mangan und Vitamin K.

➲ Thymian

Thymian zählt zu den bekanntesten und am häufigsten eingesetzten Kräuter, welches durch seinen durchdringenden, aromatischen Duft überzeugt. Ich verwende frischen Thymian um Suppen und Brühen zu würzen, denn ich liebe den delikaten Geschmack. Thymian sollte erst am Ende des Kochvorgangs hinzugefügt werden, damit der unglaublich leckere Geschmack erhalten bleibt. Dabei spielt es keine Rolle ob frischer Thymian oder in getrockneter Form.

➲ Oregano

Oregano wird in der mediterranen und mexikanischen Küche eingesetzt. Kochen Sie Tomaten zusammen mit Oregano, um erstklassiges Geschmackserlebnis zu erhalten. Oregano ist besonders reich an Vitamin K. Sein Öl wirkt für desinfizierend und verfügt über entzündungshemmende Eigenschaften.

2. Rinder- , Kalbs- und Hühnerbrühe

Brühe ist das perfekte Gegenmittel für Skoliose-Patienten. Achten Sie darauf, dass Sie ausschließlich Bio-Produkte bei der Zubereitung verwenden. Fleischbrühe ist ein wichtiger Bestandteil in vielen traditionellen Gerichten und weltweit wegen den reichhaltigen Nährstoffen besonders gefragt.

Lassen Sie uns einige der guten Eigenschaften auflisten, die eine selbstgemachte Brühe aufweist:

- Magnesium befindet sich reichlich in Fleischbrühe; während es in vielen anderen Nahrungsmitteln und Diätplänen eher einen Mangel gibt.

- Kollagen und Gelatine können direkt aus den Knochen und Knorpel absorbiert werden und ist somit besser als maschinell hergestellte Gelatine.

- Fleischbrühe ist eventuell einer der besten Kalzium-Lieferanten.

- Knochenmark enthält wertvolles Protein und jede Menge Mineralien.

- Schwefel, Kalium und Natrium sind alle wichtig für die Gesundheit, denn sie sind wichtige Elektrolyte.

3. Gesunde Öle und Fette

- Kokosöl: Kokosöl enthält viel Protein und gesättigtes Fett und eignet sich besonders gut zum Kochen in hohen Temperaturen. Die verwendete Menge muss an den jeweiligen Stoffwechseltyp angepasst werden.

- Extra natives Olivenöl: Dieses hochwertige Öl wird durch Kaltpressung der Früchte des Olivenbaumes gewonnen. Ich bewahre es stets in einem dunklen Schrank und fern von Hitzequellen auf. Es eignet sich hervorragend für Salate.

- Avocadoöl: Ich verwende es sowohl zum Kochen, als auch für Salate. Durch den ungewöhnlich hohen Rauchpunkt und den aromatischen Geschmack, eignet es sich auch zum Braten bei hohen Temperaturen und bietet sich zudem zum Grillen an.

- Bio-Butter: Sie wird aus Milch von Weidekühen hergestellt, die ausschließlich mit Gras gefüttert werden. Sie hat eine hohe Schmelztemperatur und muss im Rahmen der Paleo-Diät an den jeweiligen Stoffwechseltyp angepasst werden.

4. Nüsse und Samen

Weichen Sie Nüsse und Samen für ein paar Stunden in Salzwasser ein, um den Gehalt an Phytinsäure drastisch zu senken. Phytinsäure hemmt die Aufnahme von Calcium, Eisen und Magnesium, schadet der Verdauung, verstärkte chronische Entzündungen und neutralisiert Enzyminhibitoren. Spülen Sie die Nüsse und Samen danach gut ab und trocknen sie sie gründlich unter der Sonne oder im Backofen.

Vor allem Leinsamen weisen einen ungewöhnlich hohen Anteil an Omega-3 und Omega-6-Fettsäuren auf. Die in Leinöl enthaltene Alpha-Linolensäure (ALA) muss im Körper allerdings zunächst in die Fettsäuren EPA und DHA umgewandelt werden.

Walnüsse, Esskastanien, Haselnüsse, Cashewnuss und Mandeln sind meine Lieblingssnacks. Durch Rösten erhalten sie ihren typischen, vollmundigen Geschmack. Zudem sorgen ihr Geschmack und das Knacken während dem Essen für eine außergewöhnliche Note. Ich liebe es, über Salate etwas gerösteten Sesam zu geben.

5. Kokosmilch in Dosen

Kokosmilch ist bei der Paleo-Diät ein Grundnahrungsmittel und wird häufig als Ersatz für Milch und Sahne verwendet. In Thailand ist sie die Basis für viele Curry-Gerichte und besonders reich an Phosphor, einem wichtigen Nährstoff der für starke Knochen sorgt. Ich bereite sogar selbst Paleo-Eiscreme her, indem ich Kokosmilch, Eigelb, Honig und Vanilleextrakt verwende. Es schmeckt einfach nur lecker!

6. Meersalz

Meersalz entsteht durch die natürliche Verdunstung von Meerwasser und enthält 98% Natriumchlorid, sowie 2% Mineralstoffe wie Eisen, Magnesium, Schwefel oder Jod. Es enthält aber kein Kaliumjodid.

7. Süßstoffe

Ich habe immer etwas Ahornsirup und Naturhonig in meiner Speisekammer, denn es sind einfach die gesündesten Süßstoffe.

8. Trockenfrüchte

Häufig verwende ich Trockenfrüchte wie Pflaumen, Bananen, Rosinen, Aprikosen, Datteln, Kirschen, Mango und Cranberry. Sie werden haltbar gemacht indem lediglich der Großteil an Wasser entfernt wird und dabei bleiben alle Nährstoffe enthalten, die wirklich für alle Stoffwechseltypen gesund sind. Sie sollten allerdings einen großen Bogen um chemisch getrocknete Früchte machen, denn diese enthalten eine Menge Konservierungsmittel (wie z.B. Schwefeloxid) und Zucker, wodurch sich der Nährstoffanteil reduziert.

9. Tamari Sojasauce

Tamari Sojasauce ist ein japanische Würzsauce, die eine sehr dunkle Farbe aufweist und durch ihren rauchigen Geschmack überzeugt. Es ist ein natürliches und glutenfreies Nebenprodukt, welches während dem Gärvorgang bei der Miso-Herstellung entsteht.

10. Miso-Paste

Miso-Paste wird in der traditionellen, japanischen Küche häufig verwendet. Sie wird aus fermentierten Sojabohnen hergestellt. Zur Gärung werden Kulturen von Bakterien oder Pilzen eingesetzt, um den köstlichen Geschmack zu erhalten. Ich gebe immer etwas Ei und Hackfleisch in meine Miso-Suppe, um einen noch besseren Geschmack zu erhalten.

11. Eier

Viele Menschen essen ausschließlich Eiweiß, da sie der Meinung sind, dass das Eigelb den Cholesterinspiegel erhöht und somit Herz-Kreislauferkrankungen verursacht werden können. Es ist aber tatsächlich so, dass das Eigelb der gesündere Teil von einem Ei ist, denn es enthält mehr als 90% Antioxidantien und Mikronährstoffe, sowie 100% fettlösliche Vitamine, die sehr wichtig für die Gesundheit sind. Ich persönlich esse täglich 3-4 Eier.

12. Kefir

Ich gebe gerne etwas Obst in Kefir. Somit rückt der leicht säuerliche Geschmack des Kefir in den Hintergrund. Die ungewöhnlichen und vielfältigen Aromen stimulieren meine Geschmacksknospen ohne Ende.

13. Konserven

Ich habe immer ein paar Dosentomaten in der Speisekammer, denn die frischen Tomaten sind nicht zwangsläufig besser als die aus der Dose. Letztere weisen höhere Mengen des Antioxidans Lycopin auf.

Küchengeräte

Die folgenden Küchengeräte verwende ich sehr häufig.

1. Suppentopf

Suppe zu kochen ist eine langsame Kochtechnik, die in der chinesischen Provinz Guangdong äußerst beliebt ist. Der köstliche Geschmack einer heißen Suppe haftet sehr lange an den Geschmacksknospen, sogar bis zu 2 Stunden nach dem Verzehr! Suppentopf, Suppenkessel ... eigentlich sollte jeder Haushalt mindestens einen solchen Topf in verschiedenen Größen besitzen. Da ich als Arbeitsmediziner stets sehr beschäftigt bin, bereite ich mir immer eine Knochenbrühe als Grundlage für meine Suppen vor, denn es geht schnell und einfach.

Gelegentlich bereite ich meine Suppen auch in einem Thermogarer (Edelstahl-Vakuum Kochtopf) zu, der die Aufgabe eines traditionellen Kochtopfs übernimmt und keinen Strom benötigt. Der Innentopf wurde aus Edelstahl gefertigt und ist zum Kochen geeignet und der vakuumisolierte Außentopf sorgt dafür, dass das Essen viele Stunden lang warm bleibt ohne zu verbrennen oder zu schmoren. Einfach die groß zerkleinerten Knochenteile mit etwas Wasser in den Innentopf geben und auf dem Herd für 30 Minuten bis zu einer Stunde kochen lassen. Entfernen Sie den entstehenden Schaum der sich an der Oberfläche bildet, geben Sie die restlichen Zutaten hinzu und lassen Sie das ganze eine weitere Stunde vor sich her köcheln. Geben Sie danach den Innentopf in den Außenbehälter und machen Sie den Verschluss zu. Schon haben Sie für den nächsten Tag eine schmackhafte Suppe.

2. Kochmesser

Ein chinesisches Sprichwort lautet: „Ein Handwerker muss zuerst seine Werkzeuge schärfen, bevor er seine Arbeit gut verrichten kann." Ein guter Koch muss stets ein scharfes Messer zur Hand haben, das sich wie angegossen in der Hand fühlt und für alle Zwecke eingesetzt werden kann; zum hacken, zerkleinern und schneiden von Zutaten. Die Klinge sollte sich irgendwo zwischen 20 bis 35 cm bewegen.

3. Scheren

Küchenscheren sind extrem stark und langlebig und wurden speziell entwickelt, um eine starke Scherkraft aufzuweisen. Ich verwende diese Scheren immer, um das Brustbein bei einem Hähnchen zu tranchieren, ohne dass es splittert, denn durch Splitter besteht immer Erstickungsgefahr, insbesondere bei Kindern und älteren Menschen.

4. Schneidebretter

Ein Schneidebrett kann entweder aus Holz, Kunststoff, Bambus oder Glas hergestellt sein. Schneidebretter aus Holz und Glas sind übrigens in Großküchen nicht erlaubt. Ich verwende stets separate Schneidebretter für gekochte und rohe Lebensmittel, sowie Fleisch, Gemüse und Obst, um Querkontamination zu vermeiden.

5. Schongarer

Schongarer sind Elektrogeräte für das langsame Kochen von Speisen. Sie sind in zahlreichen Größen bis zu 8,5 Liter Fassungsvermögen erhältlich. Programmierbare Schongarer kochen Lebensmittel zu vorab definierten Zeiten, so dass man sich in der Zwischenzeit getrost anderen Aufgaben widmen kann.

6. Schmortopf

Bei einem Schmortopf handelt es sich um einen großen, tiefen und feuerfesten Topf, den man auch als Gefäß verwenden kann. Durch dieses Gerät ist es möglich, sein Frühstück schon am Vorabend vorzubereiten und braucht es morgens nur noch kurz zu erhitzen – ein leckeres Frühstück.

7. Wok

Der Wok ist eine vielseitig einsetzbare gewölbte Pfanne, die ihren Ursprung in China hat. Er wird sehr häufig zum braten, dünsten, frittieren, schmoren, blanchieren, räuchern, rösten, dampfen und für die chinesische „Stir-Frying-Technik" eingesetzt. Entscheiden Sie sich für einen Wok in einer Größe, die auch Ihrer Herdplatte entspricht.

8. Küchenmaschine

Dieses Küchengerät ist ein äußerst arbeitssparendes Gerät. Die Küchenmaschine überzeugt beim Schneiden, Zerkleinern, Hacken, Pürieren von Obst und Gemüse, reiben von Käse, Butter, kneten von Teig usw. Küchenmaschinen können Ihre Suppe auch cremig machen, allerdings nicht so seidig wie es ein Mixer schafft.

9. Dehydrator / Trockner

Ein Dehydrator entfernt die Feuchtigkeit aus Lebensmitteln und kann verwendet werden, um Obst, Gemüse und Fleisch zu trocknen. Sie können Marke und Modell entsprechend Ihrer persönlichen Anforderungen, Platzverhältnissen, Budget und der Garantie wählen. Natürlich sollten Sie auch darauf achten, dass das Gerät wie angegossen in Ihre Küche passt. Getrocknetes Obst und Gemüse sind nicht nur ein äußerst gesunder Snack, sondern auch Geschmack und Aromen bleiben in stark konzentrierter Form erhalten.

Dehydratoren können allerdings noch mehr als Obst, Gemüse und Fleisch zu trocknen, denn sie eignen sich ideal um Joghurt und Natto herzustellen oder frische Nüsse und Samen zu konservieren. Sie sind sozusagen ein Multifunktionswerkzeug!

10. Tassen, Messbecher und Löffel

Wenn Sie die in diesem Buch enthaltenen Rezepte nachkochen möchten, insbesondere wenn Sie noch als Koch-Anfänger gelten, sind Messbecher und Löffel Ihre besten Partner.

11. Holzlöffel

Holzlöffel gehören zu den Küchenhelfern, die man täglich beim Umrühren und Anbraten brauchen kann. Die Textur des Holzes ist naturbelassen, während die verschiedenen Formen und Muster dafür sorgen, dass der gesamte Kochvorgang eine Menge Freude bereiten kann.

12. Alufolie

Alufolie ist ein gängiges Haushaltszubehör, welches zum schnellen Kochen, backen, grillen und bei Barbecues sehr hilfreich ist. Ich verwende Alufolie gerne, um Lachs und Chicken-Wings zu grillen. Um Sellerie frisch und knusprig zu machen, wickle ich immer etwas Alufolie herum und lege ihn einfach in das Gefrierfach in meinem Kühlschrank, denn so bleibt er ungefähr 2 Wochen frisch und knackig.

Kochweisheiten

1. Wild und Strauß weisen einen sehr geringen Fettanteil auf. Zu langes Kochen macht das Fleisch nur zäh.

2. Die erste Zutat die in den Wok gehen sind immer die Zwiebeln. Braten Sie sie ein wenig an und schwenken Sie die Zwiebeln so lange, bis sie glasig werden. Danach wird Ingwer und Knoblauch hinzugegeben. Geben sie dem Ganzen so lange, bis das Öl den Geschmack aufgenommen hat, aber achten Sie darauf, dass der Knoblauch nicht braun wird.

3. Niemals frische oder gefrorene Ananas, Gelatine oder Jell-O hinzufügen. Diese Früchte enthalten neben rohen Feigen, Kiwi, Guaven, Ingwerwurzeln und Papaya ein Enzym namens Bromelain, welches Gelatine spaltet und somit dafür sorgt, dass die verdickenden Eigenschaften verloren gehen. Diese Enzyme werden während dem Kochvorgang deaktiviert, also können Ananas und Kiwi aus Dosen problemlos verwendet werden.

4. Um eine dickflüssigere und schmackhaftere Brühe zu erhalten, sollten Sie lieber Kalbsknochen statt Rinderknochen verwenden, denn der Kollagenanteil ist deutlich höher und sorgt dafür, dass die Brühe im kalten Zustand geliert und fest wird.

5. Ganz egal, welche Gelatine Sie im Endeffekt verwenden, sie sollte niemals in der Mikrowelle aufgekocht werden.

6. Suppenrezepte sollten eher als Richtlinien betrachtet werden und nicht als feste Rezepte. Das Schöne dieser „Mahlzeiten in der Schüssel" ist, dass sie äußerst flexibel und wirtschaftlich.

7. Geben Sie bei Suppen, Salaten, Aufläufen, Füllungen, Eierspeisen, Rollups und Sandwichs doch einfach gekochtes Fleisch als Protein-Ergänzung hinzu.

8. Wenn Sie chinesische Kräuter für Ihre Suppen verwenden, ist es sehr wichtig Töpfe aus Edelstahl, Aluminium oder Kupfer zu vermeiden. Viele Kräuter gehen chemische Reaktionen mit diesen Materialien ein.

9. Grillen Sie Fleisch nie bis es schwarz wird, andernfalls entstehen krebserregende Verbindungen.

10. Vermeiden Sie Teflon und Antihaft-Pfannen, da beim Erhitzen von Teflon Dämpfe freigesetzt werden, die giftig sind und in das Essen übergehen können. Die besten Alternativen sind Edelstahl, Gusseisen und "Le Creuset" Kochgeschirr.

11. Weichen Sie rohe Körner, Nüsse und Samen über Nacht ein, um sie von der Phytinsäure und weiteren Anti-Nährstoffen zu befreien und um sie einfacher zu verdauen zu machen.

12. Es ist immer gesünder, sein Salatdressing selbst zuzubereiten, denn so ist es immer frisch und Sie können selbst entscheiden, welche Zutaten hinein kommen, was bei Fertigdressings nicht der Fall ist.

13. Kokosöl, Butter, Schmalz und Talg sind ideal für das Kochen bei hohen Temperaturen; Olivenöl und Sesamöl eignen sich besonders gut für das Kochen bei mittlerer oder geringer Hitze.

14. Pflanzen Sie Ihre eigenen Kräuter im Garten oder dem Fensterbrett ab, um immer frische, aromatische Kräuter parat zu haben.

TEIL 2 Kochen für Ihre Skoliose – Rezepte

Kapitel 5

Über die Rezepte

Jedes einzelne der 115 Rezepte soll nicht nur bei der Wiederherstellung der Gesundheit Ihrer Wirbelsäule helfen, sondern auch die allgemeine Gesundheit und Wohlbefinden verbessern. Ich habe sie in die Kategorien Salate, Suppen, Fleisch, Geflügel, Fisch und Snacks untergliedert. Ich hoffe, dass Sie, Ihre Familie und Ihre Freunde jedes einzelne dieser Rezepte genießen werden.

Wichtig ist noch zu wissen, dass ich diese Rezepte speziell für alle drei Stoffwechseltypen abgestimmt habe. Es ist auch wichtig, dass Sie sich stets an Ihren Stoffwechseltypen halten, um rundum gesund zu werden und die Form Ihres Lebens zu erlangen. Es sind ein paar Rezepte dabei, die nur für ein oder zwei Stoffwechseltypen in Frage kommen. Wenn bei diesen Rezepten keine Zutaten und Informationen für Ihren Stoffwechseltypen dabei sind, dann sind sie nicht für ihren Stoffwechseltyp geeignet und sollten vermieden werden. Ersetzten sie das Rezept einfach mit einem anderen, welches für Ihren Stoffwechseltyp geeignet ist.

Diese Rezepte sind natürlich nicht in Stein gehauen. Sobald Sie Vertrauen in Ihre Fähigkeiten als Koch gefunden haben, können Sie Ihrer Kreativität freien Lauf lassen und ganz eigenen Variationen und Kreationen schaffen, die auf diesen Rezepten basieren.

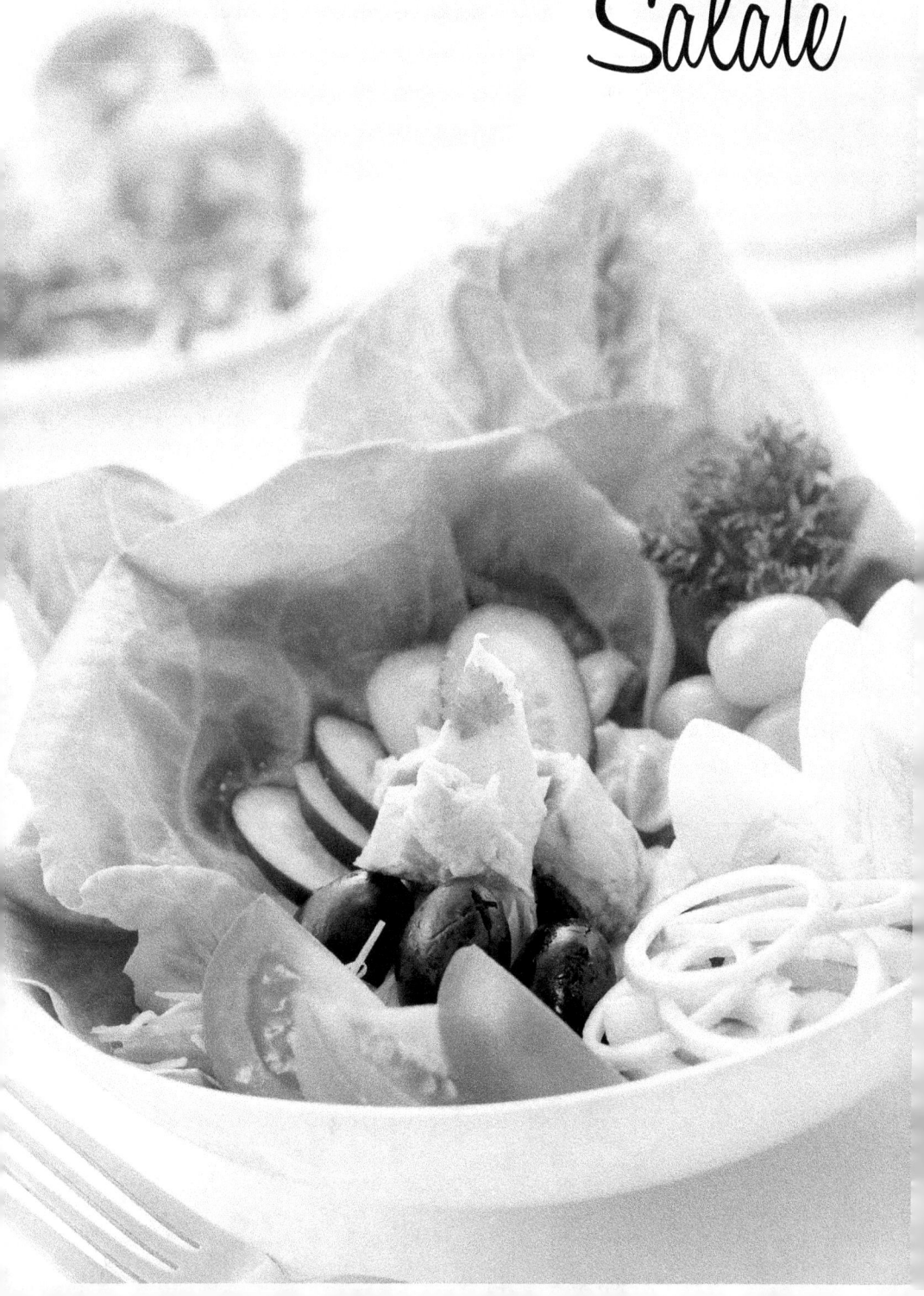

Salate

Sommersalat mit Jakobsmuscheln

	Protein-Typ	Mischform	Kohlenhydrat-Typ
Zutaten	<ul><li>1 Grapefruit</li><li>1 Bio-Orange</li><li>1 Limette</li><li>½ Handvoll Kirschtomaten, halbiert</li><li>1 Handvoll Koriander, grob geschnitten</li><li>Meersalz nach Geschmack</li></ul>		
	<ul><li>450 g Jakobsmuscheln</li><li>¼ rote Zwiebel, fein gewürfelt</li><li>2 Avocados, gewürfelt</li></ul>	<ul><li>450 g Jakobsmuscheln oder Thunfisch</li><li>¼ rote Zwiebel fein gewürfelt</li><li>2 Avocados, gewürfelt</li></ul>	<ul><li>450 g Thunfisch</li><li>1 rote Zwiebel, fein gewürfelt</li><li>1 Avocado, gewürfelt</li><li>1 Tasse frischer Spargel, gegart</li></ul>
Zubereitung	<ul><li>Wasser in einem mittelgroßen Topf zum Kochen bringen. Gut salzen.</li><li>Jakobsmuscheln säubern und gegebenenfalls vom Bart befreien. 5 Minuten lang kochen, bis sie geöffnet sind.</li><li>Währenddessen in einer großen Schüssel Zwiebeln, Grapefruit-, Orangen-, und Limettensaft, Avocados, Tomaten, Koriander und Salz vermischen.</li><li>Jakobsmuscheln unterrühren. Sofort verzehren oder im Kühlschrank gut durchziehen lassen.</li></ul>		

Nährwerte

Kalorien	256	247	234
Fett	10g	9,2g	8g
Kohlen-hydrate	19g	18,4g	16g
Protein	24g	23,7g	22,4g

Zubereitungszeit: 15 Minuten Portionen: 4

Salat mit Garnelen und Avocado

	Protein-Typ	Mischform	Kohlenhydrat-Typ
Zutaten	• 3 EL frischer Limettensaft • ⅔ Tasse Frühlingszwiebeln, fein gehackt • ⅔ Tasse Koriander, fein gehackt • Meersalz und frisch gemahlener schwarzer Pfeffer nach Geschmack		
	• 450 g geschälte und gekochte Garnelen • 2 Avocados, geschält, entsteint und in Würfel geschnitten • 2 Birnen geschält, entkernt und in Würfel geschnitten • 2 EL extra natives Olivenöl	• 450 g geschälte und gekochteGarnelen oder Thunfisch • 2 Avocados, geschält, entsteint und in Würfel geschnitten • 1 Mango, geschält, entkernt und gewürfelt • 2 EL extra natives Olivenöl	• 450 g Thunfisch • 2 Avocados, geschält, entsteint und in Würfel geschnitten • 1 Tasse frischer Spargel, gedünstet • 2 Mangos, geschält, entkernt und gewürfelt • 1 EL extra natives Olivenöl
Zubereitung	• In einer kleinen Schüssel den Limettensaft mit • Olivenöl verrühren. • Mit Salz und Pfeffer abschmecken und verquirlen. Beiseite stellen. • In einer großen Schüssel, Mango mit Avocado, Frühlingszwiebeln, Koriander und Garnelen vermischen. • Die Zutaten zur Vinaigrette geben und abschmecken. • Den Salat am besten kalt servieren und gut durchziehen lassen.		

Nährwerte

Kalorien	259	239	231
Fett	12g	10,6g	9,4g
Kohlen-hydrate	27g	25,3g	20g
Protein	15g	14,6g	14,2g

Zubereitungszeit: 15 Minuten Portionen: 4

Fischsalat mit Avocado und Speck

	Protein-Typ	Mischform	Kohlenhydrat-Typ
Zutaten	• 2 EL frischer Dill, fein gehackt • 2 EL Zitronensaft • Meersalz und Pfeffer • Öl zum Anbraten		
	• 450 g Lachssteak • 1 Tasse kleingeschnittener gerösteter Speck • ¼ Tasse rote Zwiebel, fein gehackt • 1 Avocado, geschält, entsteint und in kleine Stücke geschnitten	• 450 g Gelbflossen-Thunfischsteak • ½ Tasse kleingeschnittener gerösteter Speck • ¼ Tasse rote Zwiebel, fein gehackt • 1 Avocado, geschält, entsteint und in kleine Stücke geschnitten	• 450 g Gelbflossen-Thunfischsteak • ½ Tasse kleingeschnittener gerösteten Speck • ¼ Tasse rote Zwiebel, fein gehackt • 1 Avocado, geschält, entsteint und in kleine Stücke geschnitten • 1 Tasse frischen Spargel, gedünstet
Zubereitung	• Eine schwere Pfanne 2 Minuten lang erhitzen. • Thunfisch oder Lachs mit Öl bestreichen und leicht mit Salz und Pfeffer würzen. • Fisch in der heißen Pfanne anbraten bis die Außenseite schön gebräunt ist. Rosa gebraten etwa 3 Minuten pro Seite, nicht durchgebraten etwas kürzer. • Thunfisch oder Lachs abkühlen lassen und fein würfeln. • Mit den restlichen Zutaten vermischen. • Ohne Beilagen oder mit gemischtem Gemüse servieren.		

Nährwerte

Kalorien	187	171	165
Fett	13g	11g	9,6g
Kohlen-hydrate	14g	11g	8g
Protein	16g	15,2g	14g

Zubereitungszeit: x Minuten Portionen: x

Preiselbeer-Thunfischsalat

	Protein-Typ	Mischform	Kohlenhydrat-Typ
Zutaten	• 340 g Thunfisch aus der Dose • ¼ Tasse Mayonnaise, je nach Geschmack auch mehr		
	• 3 Selleriestangen, fein gehackt • ¼ Tasse rote Zwiebel, fein gehackt • ½ Tasse getrocknete Beeren	• 2 Selleriestangen, fein gehackt • ¼ Tasse rote Zwiebel, fein gehackt • ½ Tasse getrocknete Beeren	• 1 Selleriestange, fein gehackt • ½ Tasse Gurke, fein gewürfelt • ½ Tasse rote Zwiebel, fein gehackt • ½ Tasse getrocknete Beeren
Zubereitung	• Alle Zutaten in einer Schüssel vermischen • Bei Zimmertemperatur servieren oder kaltstellen.		

Nährwerte

Kalorien	353	337	324
Fett	20g	18,9g	17g
Kohlen-hydrate	8g	6,9g	5,7g
Protein	33g	33g	32,4g

Zubereitungszeit: 10 Minuten Portionen: 2

Tahini – Hähnchensalat

	Protein-Typ	Mischform	Kohlenhydrat-Typ
Zutaten	• 5 EL extra natives Olivenöl • 2 EL Tahini-Paste • 2 EL Sherry-Essig • Sesamsamen zum Garnieren		
	• 900 g Freiland-Hähnchenschenkel, in 2-3 cm große Würfel geschnitten • ½ Tasse Petersilie, grob gehackt • 4 geraspelte Karotten • 4 Radieschen, in Scheiben geschnitten	• 900 g Freiland-Hähnchenbrust und Hähnchenschenkel, in 2-3 cm große Würfel geschnitten • ½ Tasse Petersilie, grob gehackt • 3 geraspelte Karotten • 6 Radieschen, in Scheiben geschnitten	• 900 g Freiland-Hähnchenbrust, in 2-3 cm große Würfel geschnitten • 1 Tasse Petersilie, grob gehackt • 2 geraspelte Karotten • 8 Radieschen, in Scheiben geschnitten
Zubereitung	• Das Freilandhähnchen mit etwas Salz und Pfeffer würzen und mit 2 Esslöffel Olivenöl vermischen. • Den Backofen auf hohe Temperatur vorheizen und das Freiland-Hähnchen 10 Minuten lang backen, währenddessen ein- oder zweimal wenden. Etwas abkühlen lassen. • Das restliche Olivenöl mit der Tahini-Paste und dem Essig verquirlen. • In einer großen Schüssel das Freiland-Hähnchen mit den Karotten, den Radieschen und der Petersilie vermischen. • Zum Schluss das Dressing darüber träufeln und alles gut vermengen. Mit Sesamsamen garnieren. • Bei Zimmertemperatur servieren oder kaltstellen.		

Nährwerte

Kalorien	600	532	468
Fett	38,3g	25g	18g
Kohlen-hydrate	7g	5,7g	4g
Protein	67g	63,5g	58g

Zubereitungszeit: 20 Minuten Portionen: 4

Pfirsich – Hähnchensalat

	Protein-Typ	Mischform	Kohlenhydrat-Typ
Zutaten	• 1 großer reifer Pfirsich oder Nektarine, gewaschen, entsteint und gehackt (muss nicht geschält werden) • Eine handvoll Mandeln, gehackt • ½ TL ungefilterter Apfelessig (vorzugsweise roh) • 2 EL Orangensaft, frisch gepresst • ¼ bis ½ TL Currypulver • ⅛ TL Nelken, gemahlen • Zur Garnierung: ganze Blätter von frischem Bio-Kopfsalat		
	• 1 ½ Tassen Freiland-Hähnchenschenkel, gewürfelt und gegart • 1 Tasse Sellerie, fein gewürfelt • 3 EL Mayonnaise • 2 EL frische Petersilie, gehackt	• 1 ½ Tasse Freiland-Hähnchenbrust und Hähnchenschenkel, gewürfelt und gegart • ½ Tasse Sellerie, fein gewürfelt • 3 EL Mayonnaise • 2 EL frische Petersilie, gehackt	• 1 ½ Tasse Freiland-Hähnchenbrust, gewürfelt und gegart • ½ Tasse Gurke, fein gewürfelt • 1 ½ EL Mayonnaise • ⅓ Tasse frische Petersilie, gehackt
Zubereitung	• Pfirsiche, Freiland-Hähnchen, Sellerie und Mandeln zusammen geben. • Die Dressing Zutaten verquirlen und über die Hähnchen-Mischung gießen. • Behutsam vermischen • Auf den Kopfsalatblättern sofort servieren oder vorher im Kühlschrank durchziehen lassen.		

Nährwerte

Kalorien	115	109	105
Fett	1g	0,7g	0,3g
Kohlenhydrate	28,3g	25,6g	23g
Protein	2,9g	2,2g	1,5g

Zubereitungszeit: 20 Minuten Portionen: 2

Speck-Brokkoli-Salat

	Protein-Typ	Mischform	Kohlenhydrat-Typ
Zutaten	• 3 EL Natur Honig, Ahornsirup Grad B, oder Kokos-Palmzucker • 3 EL ungefilterter Apfelessig (vorzugsweise roh) • 1 Tasse Mandeln oder Walnüsse, grob gehackt • ½ Tasse Rosinen oder getrocknete Früchte • oder 1 Tasse zerstückeltes frisches Obst: Weintrauben, Kirschen, Heidelbeeren, oder gehackten Äpfel (beliebig)		
	• 1 Tasse Mayonnaise • 15 Scheiben Speck, geröstet und in mundgerechte Stücke geschnitten oder zerbröckelt • 2 große frische Brokkoli, in kleine Röschen geschnitten • 1 großer frischer Blumenkohl, in kleine Röschen geschnitten	• 1 Tasse Mayonnaise • 10 Scheiben Speck, in mundgerechte Stücke geschnitten oder zerbröckelt • 3 große frische Brokkoli, in kleine Röschen geschnitten	• ½ Tasse Mayonnaise • 10 Scheiben Speck, in mundgerechte Stücke geschnitten oder zerbröckelt • 3 große frische Brokkoli, in kleine Röschen geschnitten
Zubereitung	• Mayonnaise mit Honig oder Ahornsirup in einer großen Schüssel vermischen (für süß-sauren Geschmack mit Apfelessig abschmecken). • Speck, Brokkoli, Blumenkohl, Mandeln oder Nüsse und getrocknete Früchte hinzufügen und gut vermischen, bis alles gleichmäßig verteilt und mit Dressing überzogen ist. • Das Aroma entfaltet sich am besten, wenn Sie den Salat mindestens ein paar Stunden im Kühlschrank oder auf Eis kalt stellen.		

Nährwerte

Kalorien	187	172	155
Fett	8g	6,8g	5g
Kohlen-hydrate	5g	4,1g	3,4g
Protein	7g	5,2g	4g

Zubereitungszeit: 10 Minuten Portionen: 4-6

Chimichurri -Steak-Salat

	Protein-Typ	Mischform	Kohlenhydrat-Typ
Zutaten	• ¼ Tasse Sherry-Essig oder Rotweinessig • 2 Knoblauchzehen, geschält • ¼ TL Cayennepfeffer • 1 EL Oregano, getrocknet, oder ¼ Tasse frischer Oregano • 450 g Beefsteak • 3 handvoll Blattsalat		
	• ¾ Tasse extra natives Olivenöl • 1 großer Bund frische italienische Petersilie	• ¾ Tasse extra natives Olivenöl • 1 großer Bund frische italienische Petersilie	• ¾ Tasse extra natives Olivenöl • 1 großer Bund frische italienische Petersilie
Zubereitung	• Grill auf mittlere Hitze vorheizen • Olivenöl, Essig, Knoblauchzehen, Cayennepfeffer und Oregano in einen Mixer geben und dann eine handvoll Petersilie hinzufügen. • Verwenden Sie einen Gummi-Spatel, Löffel oder ein Buttermesser, um die Masse zu lockern. • Weiterhin pürieren, bis die Masse geschmeidig ist. Je nach Geschmack, eine Prise Salz hinzufügen. • Das Steak leicht salzen und pfeffern. Auf jeder Seite sechs Minuten lang grillen (rosa gebraten). Das Steak 5 min. ruhen lassen - bevor es aufgeschnitten wird - und danach mit dem Blattsalat vermischen. • Chimichurri-Sauce über den Salat träufeln.		

Nährwerte

Kalorien	79	79	75
Fett	7g	7g	6,1g
Kohlen-hydrate	0g	0g	0g
Protein	4g	4g	4g

Zubereitungszeit: 20 Minuten Portionen: 3

Salat mit Schweinefleisch und Dattel-Vinaigrette

	Protein-Typ	Mischform	Kohlenhydrat-Typ
Zutaten	• 4 Datteln, entsteint • geriebene Schale von 1 große Zitrone • 8 Knoblauchzehen • 1 EL Sherry-Essig • 1 Fenchelknolle • 4 handvoll gemischter Blattsalat		
	• 225 g Schweinelende • ½ Tasse extra natives Olivenöl • 2 Sardellen	• 225 g Schweinelende • ½ Tasse extra natives Olivenöl • 2 Sardellenfilets	• 225 g Schweinelende • ¼ Tasse extra natives Olivenöl
Zubereitung	• Schweinelende in 2 bis 3 cm cm dicke Scheiben schneiden. • Das Fleisch leicht salzen und pfeffern und beiseite stellen. • In einer Küchenmaschine oder Mixer Datteln, Sardellen, Zitronenschale, Knoblauchzehen, Olivenöl und Essig so lange wie möglich mixen. Die Vinaigrette soll eine dicke und sämige Konsistenz haben. • Den Fenchelstrunk und Wedel entfernen, die Knolle halbieren, das Herzstück herausschneiden, Fenchelhälften in sehr feine Streifen schneiden. • Ein paar Esslöffel Olivenöl in einer Pfanne bei mittlerer Temperatur erhitzen. Den Fenchel hinzufügen, dünsten bis er leicht er leicht gebräunt ist. Nach etwa 3 Minuten wird der Fenchel leicht knusprig sein, länger gebraten macht den Fenchel weicher und den Geschmack milder. • Nun das Schweinefleisch hinzufügen und jedes Stück mit einem Teelöffel mit der Vinaigrette bestreichen. • Nach drei Minuten die Schweinemedaillons umdrehen und noch ein paar Minuten länger braten , so dass die Außenseite des Fleisches schön gebräunt ist, aber innen noch ein wenig rosa bleibt. • Restliche Vinaigrette über den Blattsalat tröpfeln und auf zwei Platten verteilen. • Fenchel und Schweinefleisch darüber geben.		

Nährwerte

Kalorien	702	687	653
Fett	43g	38g	33,2g
Kohlen-hydrate	45g	45g	41g
Protein	39g	49g	37g

Zubereitungszeit: 20 Minuten Portionen: 2

Eiersalat „Benedikt"

	Protein-Typ	Mischform	Kohlenhydrat-Typ
Zutaten	• 4 Eier • 1 TL Essig • 3 EL Zitronensaft, frisch gepresst • 1 TL Dijon-Senf • ¼ TL Meersalz • 200 g roher Spinat oder Rucola		
	• 8 Scheiben Speck oder Prosciutto-Schinken • ½ Tasse ungesalzene Bio-Butter, geschmolzen • ⅛ Tasse rote Zwiebel, fein gehackt	• 4 Scheiben Speck oder Prosciutto-Schinken • ½ Tasse ungesalzene Bio-Butter, geschmolzen • 1/4 Tasse rote Zwiebel, fein gehackt	• 2 Scheiben Speck oder Prosciutto-Schinken • 1/4 Tasse ungesalzene Bio-Butter, geschmolzen • 1/4 Tasse rote Zwiebel, fein gehackt
Zubereitung	• Wenn Sie Speck verwenden, braten Sie diesen nach Ihrer Art und Weise und zerbröckeln ihn erkaltet in Stücke. • Wenn Sie Schinken verwenden, reißen Sie diesen in Streifen und braten Sie ihn einige Minuten in einer heiße Pfanne bis er kross wird. Beiseite stellen. • Einen Topf oder ein Soßenpfännchen mit 8 - 10 cm Wasser füllen und Essig zugeben. • Zum Sieden bringen. 1 Ei in eine Kaffeetasse aufschlagen und vorsichtig in das leicht köchelnde Wasser gleiten lassen. • Mit den restlichen 3 Eier ebenso verfahren und gleichmäßig im Topf verteilen. • Das Wasser weiterhin etwa 2 Minuten sieden lassen (nicht kochen), bis das Eiweiß fest wird. • Die Eier mit einer Schaumkelle aus dem Wasser heben und auf eine Platte geben. • Überschüssiges Wasser abtupfen. • Zitronensaft mit Senf verrühren und über den Salat geben.		

Nährwerte

Kalorien	335	304	296
Fett	19,5g	17,8g	14,2g
Kohlen-hydrate	35g	30,1g	26,8g
Protein	45g	43g	42,3g

Zubereitungszeit: 20 Minuten Portionen: 4

Salat mit Speck und Eiern

	Protein-Typ	Mischform	Kohlenhydrat-Typ
Zutaten	• 1 kleiner Kopf Endiviensalat • 3 kleine Köpfe Romanasalat • 1 Schalotte, fein gehackt • 3 EL Sherryessig • 1 EL Senf		
	• 250 g gekochten Speck oder Pancetta (Bauchspeck), in kleine Stücke geschnitten • 4 Eier	• 125 g gekochten Speck oder Pancetta (Bauchspeck), in kleine Stücke geschnitten • 4 Eier	• 125 g Schinken, in kleine Stücke geschnitten • 2 Eier
Zubereitung	• Üblicherweise wird grüner Friseesalat verwendet, den man aber auch mit frischem Spinat oder Rucola ersetzen kann. • Den Salat in mundgerechte Stücke zerteilen und in eine Schüssel geben. • Den Speck oder Schinken knusprig braten. • Bei mittlerer Hitze die Schalotten zugeben. Nach ein paar Minuten Essig und Senf zufügen. • Sowie es kocht etwa 20 Minuten verrühren, vom Herd nehmen und über den Salat gießen. • Der Salat kann entweder mit pochierten Eiern oder mit Spiegeleiern serviert werden. • Für die Zubereitung mit Spiegeleiern, Öl oder Bio-Butter in einer Pfanne erhitzen und die Eier bis zum gewünschten Garheitsgrad braten. • Für pochierte Eier in einen kleinen Topf Wasser zum Sieden bringen. In einer Schüssel oder Tasse die Eier einzeln aufschlagen und vorsichtig in das Wasser gleiten lassen. Einige Minuten ziehen lassen, bis das Eiweiß und Eigelb gefestigt sind.		

Nährwerte

Kalorien	306	306	291
Fett	18,9g	18,9g	16,7g
Kohlen-hydrate	14,6g	14,6g	12,3g
Protein	19,4g	19,4g	17,9g
Zubereitungszeit: 10 Minuten Portionen: 4			

Heidelbeersalat mit Beeren-Vinaigrette

	Protein-Typ	Mischform	Kohlenhydrat-Typ
Zutaten	• 1 Tasse Heidelbeeren • ¼ Tasse Walnussöl • 1 EL Weißweinessig • 1 EL Honig • ¼ Tasse Himbeeren • Meersalz nach Geschmack		
	• 4 Handvoll Spinat • 2 Avocados, in Stücke geschnitten • 1 Tasse Walnüsse	• 4 Handvoll Spinat oder Rucola • 1 Avocado, in Stücke geschnitten • 1 Tasse Walnüsse	• 4 Handvoll Rucola • 2 Gurken, in Stücke geschnitten • ½ Tasse Walnüsse
Zubereitung	• In einer großen Schüssel Heidelbeeren mit Spinat oder Rucola, Walnüssen und Avocado oder Gurke miteinander vermischen. • In einem Mixer Walnussöl, Essig, Honig und Himbeeren zu einer glatten, geschmeidigen Masse gut verrühren. • Nach Geschmack Salz zugeben. • Beerendressing über den Salat träufeln, anrichten und servieren.		

Nährwerte

Kalorien	229	229	200
Fett	22g	22g	18g
Kohlen-hydrate	29,4g	29,4g	24,15g
Protein	23g	23g	21g

Zubereitungszeit: 15 Minuten Portionen: 2

Grünkohl - Salat mit Avocado und Haselnüssen

	Protein-Typ	Mischform	Kohlenhydrat-Typ
Zutaten	• Saft einer halben Orange (ca. ¼ Tasse) • Saft der halben Zitrone (ca. 2 EL) • ½ Tasse Haselnussöl • 1 Bund Grünkohl • ½ Tasse Haselnüsse, grob gehackt • Meersalz und Pfeffer nach Geschmack		
	• 1 Dose Sardinen • 2 Avocados, geschält und in Stücke geschnitten	• 1 Dose Sardinen • 1 Avocado, geschält und in Stücke geschnitten	• 1 Dose Thunfisch • 1 Gurke, geschält und in Stücke geschnitten
Zubereitung	• Die Säfte und Öl in einer Schüssel verquirlen. • Mit einem Messer den Strunk, Stiele, und harte Stücke vom Grünkohl herausschneiden. Die Grünkohlblätter klein schneiden. • Dressing über Grünkohl, Avocado und Sardinen oder Thunfisch träufeln. • Nach Geschmack mit Salz und Pfeffer abschmecken. • Mit Haselnüssen bestreuen.		

Nährwerte

Kalorien	561	561	556
Fett	50g	50g	47g
Kohlen-hydrate	29g	29g	26g
Protein	9g	9g	9g

Zubereitungszeit: 15 Minuten Portionen: 4

Auberginen-Fenchel-Salat

	Protein-Typ	Mischform	Kohlenhydrat-Typ
Zutaten	• 1 große Aubergine • 1 Fenchelknolle, sehr fein geschnitten • 2 EL Sherry-Essig • 1-2 Knoblauchzehen, fein gehackt • ¼ TL Paprikapulver • ½ TL Salz • 1-2 Frühlingszwiebeln		
	• ¼ Tasse extra natives Olivenöl • ¼ Tasse Petersilie, fein gehackt	• ¼ Tasse extra natives Olivenöl • ¼ Tasse Petersilie, fein gehackt	• 1/8 Tasse extra natives Olivenöl • ½ Tasse Petersilie, fein gehackt
Zubereitung	• Die Aubergine der Länge nach halbieren und jede Hälfte der Länge nach vierteln. • Die Aubergine auf eine Platte geben und mit einer weiteren Platte abdecken. Für ca. 6 Minuten in die Mikrowelle stellen, bis die Aubergine weich ist und leicht mit einer Gabel einzustechen ist. • Die Aubergine in mundgerechte Stücke schneiden und in einer Schüssel mit dem Fenchel vermischen. • In einer kleinen Schüssel Olivenöl, Essig, Knoblauch, Paprika und Salz verquirlen. • Über die Aubergine gießen. Petersilie und Frühlingszwiebeln hinzufügen und alles gut vermischen.		

Nährwerte

Kalorien	97	97	98
Fett	5g	5g	5g
Kohlen-hydrate	7g	7g	8g
Protein	14g	14g	14g

Zubereitungszeit: 20 Minuten Portionen: 2

Pikanter Seetangsalat

	Protein-Typ	Mischform	Kohlenhydrat-Typ
Zutaten	• ¼ Tasse frischen oder getrockneten Seetang (Algen) • 1 El Apfel-Cidre oder Reisweinessig • 1 TL Tamari, glutenfrei • 1 TL Honig (beliebig) • 1 – 3 Prisen Hot Pepper Sauce nach Geschmack (oder ein wenig frischer Paprika oder scharfe Paprika Flocken)		
	• 2 Avocados • 4 EL geröstetes • Sesamöl	• 2 große Gurken • 3 EL geröstetes • Sesamöl	• 3 große Gurken • 2 EL geröstetes • Sesamöl
Zubereitung	• Wenn die Gurkenschale dick oder gewachst ist, diese mit einem Sparschäler abziehen • Die Avocados oder die Gurken längs halbieren und die Kerne mit einem Löffel auskratzen. • Die Gurken quer in „Monde" schneiden. • Bei Verwendung von frischen Algen überschüssiges Salz (durch die Verpackung) und Sand der frisch gesammelten Algen gut mit kaltem Wasser abspülen. • Bei Verwendung von getrockneten Algen gut in gefiltertem Wasser einweichen, dann gründlich abtropfen lassen. • Den Seetang, falls zu groß, mit der Küchenschere in mundgerechte Stücke schneiden. • Restliche Zutaten verquirlen. • Avocados oder Gurken in einen flachen Teller mit den abgetropften Algen geben und anrichten. • Das Dressing sorgfältig darüber träufeln.		

Nährwerte

Kalorien	209	207,6	207
Fett	3g	2,8g	2,6g
Kohlen-hydrate	22g	22g	21g
Protein	14g	14g	14g

Zubereitungszeit: 10 Minuten Portionen: 2

Ägäischer Salat

	Protein-Typ	Mischform	Kohlenhydrat-Typ
Zutaten	• 1 mittelgroße Tomate, entkernt und gehackt • 1/3 Tasse grüner Paprika, zerhackt • 8 entsteinte schwarzen Oliven, geviertelt • ¼ Tasse Rotweinessig • 1 EL frischer Oregano, gehackt • Salz und Pfeffer nach Geschmack		
	• 6 EL extra natives Öl • 2 Gurken, geschält, entkernt und gewürfelt • 2 Tassen Blumenkohl, sehr klein geschnitten • 4 Sardellenfilets, gehackt • 3 EL Fetakäse	• 4 EL extra natives Öl • 3 Gurken, geschält, entkernt und gewürfelt • 3 EL Fetakäse	• 2 ½ EL extra natives Öl • 4 Gurken, geschält, entkernt und gewürfelt • 2 EL Fetakäse
Zubereitung	• In einer großen Schüssel gewürfelte Gurken, gehackten Tomaten, grüner Paprika, schwarzen Oliven und gehackte Frühlingszwiebeln vermischen . • Fetakäse darüber zerbröckeln. Essig und Olivenöl über den Salat träufeln. • Oregano, Salz und Pfeffer darüber streuen. • Vor dem Servieren am Tisch anrichten.		

Nährwerte

Kalorien	173	145	100
Fett	14g	12g	7g
Kohlen-hydrate	10g	8g	9g
Protein	5g	3g	3g

Zubereitungszeit: 5 Minuten Portionen: 4

Gemischter Gartensalat

	Protein-Typ	Mischform	Kohlenhydrat-Typ
Zutaten	• ¾ Tasse Petersilie, gehackt • 2 Zweige frischer Majoran oder 1 ½ TL getrockneter Majoran • 1 Schalotte mittelgroß, fein gehackt • 500g Alfalfasprossen • 4 Radieschen, gehackt • Frisch gemahlener schwarzer Pfeffer • 3 Spritzer Bragg Liquid Aminos (ca. ½ TL)		
	• 3 Tassen Blumen-kohlröschen • 1 Tasse Brokkoliröschen • 6 EL Samenmisc-hung • 2 EL extra natives Olivenöl	• 1 Tasse Blumen-kohlröschen • 2 Tassen Brokkoliröschen • 2 EL Samenmisc-hung • 2 EL extra natives Olivenöl	• 2 Tassen Brokkoliröschen • 1 Tasse Brokkolistängel, geschält und gewürfelt • 1 ½ Tassen Peter-silie • 1 EL Samenmisc-hung • 1 1/3 EL extra na-tives Olivenöl
Zubereitung	• Blumenkohl und Brokkoli grob hacken. • In einer großen Schüssel Petersilie, Majoran, Schalotte, Alfalfasprossen, Radieschen und Samenmischung vermengen. • Mit Öl beträufeln, mit Pfeffer bestreuen, und Bragg darüber sprühen. • Anrichten und servieren.		

Nährwerte

Kalorien	118	89	75
Fett	10g	7g	5g
Kohlen-hydrate	6g	6g	7g
Protein	3g	3g	3g

Zubereitungszeit: 10 Minuten Portionen: 4

Cremiger Auberginensalat

	Protein-Typ	Mischform	Kohlenhydrat-Typ
Zutaten	• 250 g Auberginen • 1 TL Meersalz • ½ TL Geflügelgewürz oder Thymianblätter • ½ TL getrockneter Basilikum oder Oregano • 2 TL Kapern, abgetropft		
	• 1 mittelgroße Gurke, zerkleinert und trocken getupft • 4 Tassen Spinat • ¼ Tasse "Sunny seeds" Salatsoße • ½ Tasse gekochtes • Putenfleisch (dunkles Fleisch)	• 1 mittelgroße Gurke, zerkleinert und trocken getupft • 1 großer Kopf Blattsalat • ¼ Tasse "Sunny Seeds" Salatsoße • ½ Tasse gekochtes Putenfleisch, gewürfelt (dunkles und helles Fleisch)	• 2 mittelgroße Gurken, zerkleinert und trocken getupft • 1 großer Kopf Blattsalat • 1EL "Sunny Seeds" Salatsoße • ½ Tasse gekochtes Putenfleisch, gewürfelt (helles Fleisch)
Zubereitung	• Backofen vorheizen. Aubergine vierteln. Die Scheiben auf ein Backblech geben, mit Salz, Geflügelgewürz und Basilikum bestreuen. • Etwa 3-4 Minuten pro Seite grillen, bis die Auberginenscheiben bräunen. Dann vom Herd nehmen. • Zwischenzeitlich den Spinat oder Kopfsalat in eine große Schüssel legen. Gurke und Putenfleisch dazugeben sowie die geschnittene Aubergine und Kapern zu dem Salat hinzufügen. • Dressing über den Salat gießen und anrichten.		

Nährwerte

Kalorien	279	209	134
Fett	15g	10g	4g
Kohlen-hydrate	13g	18g	13g
Protein	221g	18g	13g
Zubereitungszeit: 15 Minuten Portionen: 2			

Krauser Brunchsalat „französische Art"

	Protein-Typ	Mischform	Kohlenhydrat-Typ
Zutaten	• 1 mittelgroße Schalotte oder Frühlingszwiebeln, in Scheiben geschnitten • 1 EL extra natives Olivenöl • 2 TL Dijon-Senf • ¼ TL Salz • schwarzer Pfeffer, gemahlen		
	• 8 Scheiben Putenspeck, klein geschnitten Warme Sauce Hollandaise (1 EL pro Person als Ersatz für Vinaigrette) • 1 Kopf Friseesalat oder krauser Endiviensalat • 1 Bund Spinat	• 6 Eier • 2 EL Apfelessig • 2 Köpfe Friséesalat oder Endiviensalat	• 4 Eier • 2 EL Zitronensaft, frisch gepresst • 2 Köpfe Friséesalat oder Endiviensalat
Zubereitung	• Salat waschen, trocknen, mundgerecht zupfen und in eine große Schüssel geben. • Den Putenspeck in einer Pfanne bei mittlerer Hitze knusprig braten. Herausnehmen und über den Salat geben. • Die in Scheiben geschnittene Schalotte in die Pfanne geben und 1 Minute anbraten. Vom Herd nehmen. • Olivenöl, Essig oder Zitronensaft, Sauce Hollandaise, Senf, Salz und Pfeffer verquirlen Über den Salat gießen. • Einen mittelgroßen Topf zwei Finger hoch mit Wasser füllen und und zum köcheln bringen. Einen Spritzer Essig dazu geben und auf mittlere Hitze reduzieren. Eier einzeln in einer Tasse aufschlagen und vorsichtig in das siedende Wasser gleiten lassen. 3 – 4 Minuten pochieren. • Den Salat auf mehreren Tellern servieren. Mit einem Schaumlöffel die pochierten Eier aus dem Topf heben und auf jede Portion geben.		

Nährwerte

Kalorien	243	192	156
Fett	16g	14g	11g
Kohlen-hydrate	6g	4g	4g
Protein	20g	13g	10g

Zubereitungszeit: 15 Minuten Portionen: 4

Griechischer Gurkensalat

	Protein-Typ	Mischform	Kohlenhydrat-Typ
Zutaten	• ½ TL Meersalz • ½ TL Selleriesamen • 2 Knoblauchzehen, fein gehackt • Petersilie oder Dill zum Garnieren • 1 TL Rotweinessig		
	• 3 Tassen Blumen-kohlröschen • ¼ Tasse saure Sahne • ¼ Tasse Naturjoghurt	• 2 mittelgroße Gurken • ¼ Tasse saure Sahne • ½ Tasse Naturjoghurt	• 3 mittelgroße Gurken • ¾ Tasse fettarmer Naturjoghurt
Zubereitung	• Gurken schälen, Samen und in Scheiben geschnittene Gurken in eine Schüssel geben. • Salz, Selleriesamen, Sauerrahm, Joghurt, Essig und gehackter Knoblauch dazugeben und alles gut miteinander vermischen. • Mit Petersilie oder Dill garnieren und sofort servieren.		

Nährwerte

Kalorien	164	143	68
Fett	6g	5g	1g
Kohlen-hydrate	23g	16g	10g
Protein	9g	6g	4g

Zubereitungszeit: 10 Minuten Portionen: 2

Gegrillter Ratatouille Salat

	Protein-Typ	Mischform	Kohlenhydrat-Typ
Zutaten	• 225 g Auberginen, in Hälften geschnitten • 113 g Zucchini, in Hälften geschnitten • 113 g gelber Kürbis, geviertelt • 1 mittelgroße rote Paprika, entkernt und geviertelt • 1 kleine rote Zwiebel, geschält und in Ringe geschnitten • 113 g Roma oder Eiertomaten, halbiert • 4 ganze Knoblauchzehen		
	• ¼ Tasse extra natives Olivenöl • 113 g schwarze Oliven, abgetropft • 8 Portobello-Pilze, halbiert	• ¼ Tasse extra natives Olivenöl • 113 g schwarze Oliven, abgetropft • 4 Portobello-Pilze, halbiert	• 2 EL extra natives Olivenöl • 2 schwarze Oliven pro Person • 4 Portobello Pilzen, halbiert
Zubereitung	• Auberginen, Zucchini, gelber Kürbis, Paprika, Zwiebelringe, Tomaten und Pilze mit Olivenöl bestreichen. • Gemüse über einem Gas-Grill, Holzkohle oder auch im Backofen 3-5 Minuten auf jeder Seite grillen, bis es glasig wird und zum Teil verschmort. • Etwas abkühlen lassen, in große Stücke schneiden und auf einer großen Platte oder in einer flachen Schale verteilen. • Knoblauch und Oliven der Länge nach in Scheiben schneiden und dann splitten. Oreganoblätter dazugeben und über den Salat streuen. • Lauwarm oder bei Zimmertemperatur servieren.		

Nährwerte

Kalorien	295	256	204
Fett	22g	17g	11g
Kohlen-hydrate	24g	24g	26g
Protein	7g	7g	7g
Zubereitungszeit: 20 Minuten Portionen: 4			

Suppen

Thai Gemüsesuppe

	Protein-Typ	Mischform	Kohlenhydrat-Typ
Zutaten	• 1 l Gemüsebrühe • 1 EL frische Ingwerwurzel, fein gehackt • 2 EL Limettensaft, frisch gepresst • ¼ TL Meersalz • ½ Tasse Koriander, fein gehackt		
	• 2 EL extra natives Olivenöl • ½ Zwiebel, fein gehackt • 3 Tassen Shiitake-Pilze, in Scheiben geschnitten, Stiele abschneiden, • 1 Tasse Kokosmilch • ½ Kopf Brokkoli, geputzt und gehackt	• 2 EL extra natives Olivenöl • 1 Zwiebel, fein gehackt • 2 Tassen Shiitake-Pilze, in Scheiben geschnitten, Stiele abschneiden, • 1 Tasse Kokosmilch • 1 ganzer Kopf Brokkoli, geputzt und gehackt	• 1 EL extra natives Olivenöl • 1 Zwiebel, fein gehackt • 1 Tasse Shiitake-Pilze, in Scheiben geschnitten, Stiele abschneiden, • ½ Tasse Kokosmilch • 1 ganzer Kopf Brokkoli, geputzt und gehackt
Zubereitung	• Das Öl in einem großen Topf bei mittlerer Hitze erwärmen • Zwiebeln zugeben und unter ständigem Rühren 10 Min.dünsten, bis sie weich sind. • Pilze dazu geben und 5 Min. braten. • Brühe und Kokosmilch einrühren und zum köcheln bringen. • Hitze auf mittlere Temperatur herabsetzen, Brokkoli und Ingwer dazugeben und ca. 3-5 Minuten kochen lassen, bis der Brokkoli hell grün wird. • Limettensaft und Salz einrühren. • In Suppenschalen schöpfen und mit Koriander bestreuen.		

Nährwerte

Kalorien	110	109	107
Fett	2g	1,8g	1,3g
Kohlen-hydrate	23g	21g	18g
Protein	4g	3,8g	3,1g

Zubereitungszeit: 25 Minuten Portionen: 4

Cremige Sauerkraut-Wurstsuppe

	Protein-Typ	Mischform	Kohlenhydrat-Typ
Zutaten	• 1 Tasse Sauerkraut, abgespült und abgetropft • ⅓ Tasse trockener Weißwein • 2 ½ Tassen Hühnerbrühe • ¼ Tasse Sahne • 2 TL Dijon-Senf		
	• 250 g Lamm- oder Schweinswurst, in Scheiben geschnitten • 4 EL Butter • ¼ Tasse weiße Zwiebel, fein gehackt	• 250 g Schweinewurst, in Scheiben geschnitten • 2 EL Butter • ½ Tasse weiße Zwiebel, fein gehackt	• 250 g Hühnerwurst, in Scheiben geschnitten • 1 EL Butter • ½ Tasse weiße Zwiebel, fein gehackt
Zubereitung	• In einem tiefen Topf bei mittlerer Hitze 1 EL Bio-Butter schmelzen lassen und Wurst anbraten. Wurst aus dem Topf nehmen und beiseite stellen. • Die restliche Bio-Butter und Zwiebeln dazugeben und weich dünsten. • Sauerkraut und Wein zugeben und 5 Minuten kochen lassen. • Die Hitze etwas reduzieren und Hühnerbrühe zugeben. 10 Minuten aufgedeckt köcheln lassen. • Vom Herd nehmen und Sahne und Senf unterrühren. Die Suppe in einem Mixer auf kleiner Stufe pürieren bis sie geschmeidig und cremig ist. • Die Suppe in den Topf zurückgeben und die Wurst hinzufügen. • Mit Salz und Pfeffer abschmecken.		

Nährwerte

Kalorien	472	473	462
Fett	30g	30,5g	26g
Kohlen-hydrate	16g	16,2g	15,1g
Protein	19g	19g	18,1g

Zubereitungszeit: 15 Minuten Portionen: 4

Japanische Miso-Suppe mit pochierten Eiern

	Protein-Typ	Mischform	Kohlenhydrat-Typ
Zutaten	• 4 große Eier • ½ Tasse mageres Schweinehackfleisch • 3-4 EL Miso-Paste • ¼ Tasse Frühlingszwiebeln, gehackt		
	• 1 Tasse Pilze, in Scheiben geschnitten • 3 Tassen Hoshishiitake Dashi Suppenbrühe	• ½ Tasse Pilze, in Scheiben geschnitten • 3 Tassen Hoshishiitake Dashi Suppenbrühe	• ½ Pastinake, in Scheiben geschnitten • 3 Tassen Kombu Dashi Suppenbrühe
Zubereitung	• Dashi Suppenbrühe in einem Topf zum Kochen bringen. • Mageres Schweinehackfleisch anbraten und dann zur Suppe geben. Ein paar Minuten köcheln lassen. • Etwas Gemüsebrühe aus dem Topf schöpfen und Miso-Paste darin auflösen. Die angerührte Miso-Mischung langsam in die Suppe zurückgeben und die Suppe vorsichtig umrühren. • Herdplatte abdrehen, gehackte Frühlingszwiebeln und pochiertes Ei zugeben.		

Nährwerte

Kalorien	235	228	221
Fett	6g	5,4g	5g
Kohlen-hydrate	8g	7,5g	7,2g
Protein	9g	8,7g	9,2g

Zubereitungszeit: 15 Minuten Portionen: 4

Kastaniensuppe mit Hühnerfüßen

	Protein-Typ	Mischform	Kohlenhydrat-Typ
Zutaten	• 10 Paar Hühnerfüße, ohne Krallen • Knochen von einem ganzen Hähnchen (Freiland) • 1 Tasse Kastanien • 8 rote Datteln, entsteint • 5 Knoblauchzehen • Meersalz nach Geschmack		
	• 8 frische Pilze, eingeweicht	• 5 frische Pilze, eingeweicht	• ½ Pastinake, in Scheiben geschnitten
Zubereitung	• Die gelbe Haut an den Hühnerfüßen entfernen und die Krallen (Nägel) abhacken. • In einem Topf mit kochendem Wasser die Hühnerfüße und Hühnerknochen etwa 5 Minuten abbrühen. Danach abspülen und abtropfen lassen. • In einem Suppentopf die gebrühten Hühnerfüße, Hühnerknochen, Kastanien, rote Datteln, Knoblauch und Wasser hinzufügen. Zum Kochen bringen, dann die Hitze reduzieren und bei leicht geöffnetem Deckel ca. 2 Stunden leicht köcheln lassen. • Mit Salz abschmecken.		

Nährwerte

Kalorien	98	95	95
Fett	5g	4,8g	4,8g
Kohlen-hydrate	9g	8,7g	8,7g
Protein	3g	2,7g	2,7g

Zubereitungszeit: 30 Minuten Portionen: 4

Hühnersuppe mit Kokosmilch

	Protein-Typ	Mischform	Kohlenhydrat-Typ
Zutaten	<ul><li>3 Tassen Hühnerbrühe</li><li>Saft von 1 Zitrone oder 2 Limetten</li><li>2 TL frischer Ingwer, geschält und geraspelt oder gehackt</li><li>8 cm Zitronengrasstängel (beliebig)</li><li>⅛ - ½ TL Thai-Curry-Paste oder eine Prise scharfe Sauce oder ½ TL Chiliflocken</li><li>4 frische Basilikumblätter, gehackt oder 1 TL getrockneter Basilikum</li></ul>		
	<ul><li>1 Dose Kokosmilch</li><li>2 Karotten, in dünne Scheiben geschnitten</li><li>1 Kopf Blumenkohl, in kleine Röschen geteilt</li><li>2 TassenHähnchenschenkel, gekocht oder roh, gewürfelt oder in Streifen geschnitten</li></ul>	<ul><li>1 Dose Kokosmilch</li><li>2 Karotten, in dünne Scheiben geschnitten</li><li>1 Kopf Blumenkohl, in kleine Röschen geteilt</li><li>2 Tassen Hähnchenschenkel und -brust, gekocht oder roh, gewürfelt oder in Streifen geschnitten</li></ul>	<ul><li>½ Dose Kokosmilch</li><li>4 Radieschen, in dünne Scheiben geschnitten</li><li>1 Brokkoli, in kleine Röschen geteilt</li><li>2 Tassen Hähnchenbrust, gekocht oder roh, gewürfelt oder in Streifen geschnitten</li></ul>
Zubereitung	<ul><li>In einem 2- 4 l Topf die Kokosmilch, Brühe, Zitronen- oder Limettensaft, Ingwer, Zitronengras (falls verwendet), Karotten oder Radieschen und Thai Curry Paste oder andere scharfe Würze geben. Bei mittlerer Hitze zum Köcheln bringen.</li><li>Wenn Karotten oder Radieschen etwa halb gar gekocht sind, Blumenkohl- oder Brokkoliröschen dazu geben und das Gemüse weitere 5-8 Minuten mit mittlerer Hitze fertig kochen.</li><li>Hühnerfleisch dazugeben und noch ein paar Minuten köcheln lassen.</li><li>Frisch gehackte Basilikumblätter beifügen, mit Salz und schärferem Gewürz abschmecken.</li><li>Zitronengrasstängel entfernen und die Suppe in einer Schüssel anrichten.</li><li>Mit kleingeschnittenem frischem Basilikum garnieren.</li></ul>		

Nährwerte

Kalorien	348	346	332
Fett	20,7g	19,4g	18,1g
Kohlenhydrate	9,9g	9,2g	8,4g
Protein	25,3g	24,87g	22,1g

Zubereitungszeit: 15 Minuten Portionen: 4

Hühnersuppe mit Ei

	Protein-Typ	Mischform	Kohlenhydrat-Typ
Zutaten	• 4 Tassen Hühnerbrühe • 3 mittelgroße Frühlingszwiebeln, geschnitten • Meersalz nach Geschmack		
	• 250 g Hähnchenschenkel, in dünne Streifen geschnitten • 3 mittelgroße Eier, verquirlt • 2 Tassen Blumenkohl, gehackt • 2 EL Bio-Butter, geschmolzen	• 250 g Hähnchenfleisch, in dünne Streifen geschnitten • 3 mittelgroße Eier, verquirlt • 1 Tasse Brokkoli, gehackt • 1 Tasse Kohl gehackt • 1 EL Bio-Butter, geschmolzen	• 250 g Hähnchenbrust, in dünne Streifen geschnitten • 2 mittelgroße Eier, verquirlt • 2 Tassen Brokkoli, gehackt • 1 EL Bio-Butter, geschmolzen
Zubereitung	• Hähnchenstreifen in Bio-Butter etwa 3 Minuten anbraten, bis sie leicht gebräunt sind. Zur Seite stellen. • Hühnerbrühe zum Sieden bringen. Hähnchen und rohes Gemüse dazugeben. Fünf Minuten köcheln lassen. • Eier gleichmäßig in die heiße Brühe träufeln. Langsam umrühren solange die Eier kochen. • Vom Herd nehmen und mit Frühlingszwiebeln garnieren.		

Nährwerte

Kalorien	346,3	340	326
Fett	13,9g	12,7g	11,7g
Kohlen-hydrate	39,7g	37,8g	35,6g
Protein	19,7g	19g	18g

Zubereitungszeit: 15 Minuten Portionen: 4

Curry-Kokossuppe mit Meeresfrüchten

	Protein-Typ	Mischform	Kohlenhydrat-Typ
Zutaten	• 1 ½ TL Currypulver • Meersalz nach Geschmack		
	• 450 g Garnelen, roh, geschält und entdarmt • 4 Tassen Spinat, gehackt • 1 EL Bio-Butter • 3 ½ Tassen Kokosmilch	• 225 g Garnelen, roh, geschält und entdarmt • 225 g fettarmer Fisch • 3 Tassen Spinat, gehackt • 1 EL Bio-Butter • 3 ½ Tassen Kokosmilch	• 225 g fettarmen Fisch • 2 Tassen Spinat, gehackt • 2 Tassen Zucchini, in geviertelte Scheibchen geschnitten • 1 TL Bio-Butter • 1 ½ Tassen Kokosmilch
Zubereitung	• In einem Mixer Kokosmilch und Spinat zu einer glatten Masse pürieren. • In einem tiefen Topf die Garnelen oder den Fisch in geschmolzener Bio-Butter 2 Minuten braten. • Mit Currypulver bestreuen. • Pürierte Kokosmilch mit Spinat dazugeben. • Zum Kochen bringen, mit Salz abschmecken und servieren.		

Nährwerte

Kalorien	529	517	375
Fett	36g	36g	25g
Kohlen-hydrate	10g	9,7g	9,4g
Protein	46g	44g	41g

Zubereitungszeit: 15 Minuten Portionen: 5

Meeresfrüchtesuppe mit Tomatenfond

	Protein-Typ	Mischform	Kohlenhydrat-Typ
Zutaten	• 1 weiße oder gelbe Zwiebel, gehackt • 1 Fenchelknolle, in dünne Scheibchen geschnitten • 4 Knoblauchzehen, fein gehackt • 1 Tasse trockener Weißwein • 2 Tassen frische Tomaten, gehackt oder 1 Dose (400 g) Tomatenwürfel mit Saft • 2 ½ Tassen Fisch- oder Hühnerbrühe • Meersalz und Pfeffer nach Geschmack • Basilikum oder Petersilie zum Garnieren		
	• 450 g Muscheln, gut geschrubbt • 225 g Venusmuscheln, gut geschrubbt • 225 g Jakobsmuscheln • 450 g Lachs	• 450 g Muscheln, gut geschrubbt • 225 g Venusmuscheln, gut geschrubbt • 225 g Jakobsmuscheln • 450 g Weißfisch (Kabeljau oder Heilbutt)	• 113 g Venusmuscheln, gut geschrubbt • 113 g Jakobsmuscheln • 900 g Weißfisch (Kabeljau oder Heilbutt)
Zubereitung	• Zwiebeln und Fenchel in geschmolzener Bio-Butter oder in Olivenöl etwa 5 Minuten lang anbraten, bis sie weich sind. • Knoblauch hinzufügen, mit Wein ablöschen und zum Kochen bringen. • Tomaten und Brühe hinzufügen. 10 Minuten kochen lassen, dabei gelegentlich umrühren. • Meeresfrüchte hinzufügen und in die Brühe unterrühren, so dass alle Meeresfrüchte mit Brühe bedeckt sind. • Abdecken und etwa 5 Minuten lang kochen lassen, bis die Muscheln sich zu öffnen beginnen. • Mit Salz und Pfeffer abschmecken. Mit gehackter Petersilie oder Basilikum garnieren und servieren.		

Nährwerte

Kalorien	259	254	248
Fett	5,3g	4,9g	4,2g
Kohlen-hydrate	11,2g	10,96g	10,6g
Protein	35,5g	35,2g	35g

Zubereitungszeit: 30 Minuten Portionen: 4

Mexikanische Hühnersuppe

	Protein-Typ	Mischform	Kohlenhydrat-Typ
Zutaten	• 2 Tassen Süßkartoffeln, gewürfelt • 2 EL Öl • 2 Knoblauchzehen, fein gehackt • 1 TL Kreuzkümmel, gemahlen • 2 Tassen Hühnerbrühe • ½ Tasse Koriander, grob gehackt • Meersalz und Pfeffer		
	• ½ Zwiebel, gewürfelt ⅔ Tasse Tomaten, gehackt • 2 Hähnchen-schenkel, gekocht und gewürfelt • 1 Avocado, in Scheiben geschnitten	• 1 Zwiebel, gewürfelt • ⅔ Tasse Tomaten, gehackt • 2 Hähnchenbrüste und Schenkel, gekocht und gewürfelt • ½ Avocado, in Scheiben geschnitten	• 1 Zwiebel, gewürfelt • 1½ Tassen Tomaten, gehackt • 2 Hähnchenbrüste, gekocht und gewürfelt • ½ Avocado, in Scheiben geschnitten
Zubereitung	• Süßkartoffel in einem großen Topf mit Wasser etwa 10 Minuten lang kochen bis sie weich sind. Gut abtropfen lassen. • Öl in einem großen Topf erhitzen, Zwiebeln und Knoblauch dazugeben und etwa 5 Minuten braten bis sie weich sind. • Kreuzkümmel hinzufügen und weitere 2 Minuten kochen, dann Brühe, Tomaten, Koriander und Süßkartoffeln dazugeben. 10-15 Minuten köcheln lassen. • Vom Herd nehmen, etwas abkühlen lassen, dann die Suppe mit einem Mixer oder Quirl pürieren. Falls nötig, noch etwas mehr Flüssigkeit (Brühe oder Wasser) zugeben. Zurück auf den Herd stellen. • Gekochtes Hähnchenfleisch zur Suppe geben und nochmals 2 Minuten erhitzen, bis das Fleisch warm ist. Mit Salz und Pfeffer abschmecken. • Mit geschnittener Avocado servieren.		

Nährwerte

	Protein-Typ	Mischform	Kohlenhydrat-Typ
Kalorien	339	331	325
Fett	14g	13,5g	12,6g
Kohlen-hydrate	29g	27,43g	27g
Protein	25g	23,8g	22,1g

Zubereitungszeit: 20 Minuten Portionen: 4-6

Tomatensuppe mit Speck

	Protein-Typ	Mischform	Kohlenhydrat-Typ
Zutaten	• 1 EL Öl • 1 EL Oregano, fein gehackt • 1 TL Paprikapulver • 1 ½ Tasse Gemüsebrühe • Meersalz und Pfeffer		
	• 5 Scheiben Speck, fein gewürfelt • 1 Zwiebel, fein gewürfelt • 1 Tasse Tomaten, gewürfelt	• 2 Scheiben Speck, fein gewürfelt • 3 Schinkenscheiben, fein gewürfelt • 1 Zwiebel, fein gewürfelt • 1 ½ Tassen Tomaten, gewürfelt	• 5 Schinkenscheiben, fein gewürfelt • 2 Zwiebeln, fein gewürfelt • 1½ Tassen Tomaten, gewürfelt
Zubereitung	• Öl in einem großen Topf bei mittlerer Temperatur erhitzen. Zwiebel und Speck zugeben und 5 Minuten lang braten, bis der Speck leicht gebräunt ist. • Oregano und Paprika hinzufügen und 2 Minuten mit anbraten, dann Tomaten und Brühe dazugeben. Abgedeckt weitere 10-15 Minuten köcheln lassen. • Mit Salz und Pfeffer abschmecken und servieren.		

Nährwerte

Kalorien	240	242,7	243
Fett	10g	10g	10g
Kohlenhydrate	33g	34g	34,2g
Protein	4g	4g	4g

Zubereitungszeit: 15 Minuten Portionen: 2-4

Minestrone mit Fleischklößchen

	Protein-Typ	Mischform	Kohlenhydrat-Typ
Zutaten	• 1 EL Öl • 3 Knoblauchzehen, fein gehackt • ¼ Kohlkopf, dünn geschnitten • 2 mittelgroße Möhren, gewürfelt • 3 kleine Zucchini, gewürfelt • 3 Tassen Hühner- oder Gemüsebrühe • 1 EL Salbei, fein gehackt • 1 EL Basilikum, fein gehackt • 1 TL mexikanisches Chilipulver • Prise Pfeffer (15 Fleischbällchen) • 500g Hackfleisch (Rind oder Lamm) • 1 kleine rote Zwiebel, fein gewürfelt • 4 EL Oregano, gerieben • 1 Ei		
	• 1 Zwiebel, gewürfelt • 3 Selleriestangen, gewürfelt • 400g oder 2 Tassen Dosentomaten, gewürfelt • 2 Tassen Pilze, gewürfelt	• 1 Zwiebel, gewürfelt • 3 Selleriestangen, gewürfelt • 400g oder 2 Tassen Dosentomaten, gewürfelt • 2 Tassen Pilze, gewürfelt	• 2 Zwiebeln, gewürfelt • 1 ½ Selleriestangen, gewürfelt • 800g oder 4 Tassen Dosentomaten, gewürfelt • 1 Tasse Pilze, gewürfelt
Zubereitung	• Öl in einem großen Topf auf mittlere Temperatur erhitzen, Zwiebeln und Knoblauch braten, bis sie gebräunt sind. • Kohl, Karotten, Zucchini, Sellerie, Tomaten, Brühe, Basilikum, Salbei, Chilipulver und Pfeffer hinzufügen. Zugedeckt 30 Minuten köcheln lassen. • Champignons und Fleischbällchen dazugeben und weitere 10 Minuten köcheln lassen. • 5-10 Minuten abkühlen lassen und servieren.		

Nährwerte

Kalorien	370	368	363
Fett	15g	15g	15g
Kohlen-hydrate	38g	37,2g	35g
Protein	20g	20g	18,6g

Zubereitungszeit: 25 Minuten Portionen: 6-8

Griechische Eier-Zitronen-Suppe

	Protein-Typ	Mischform	Kohlenhydrat-Typ
Zutaten	• 2 Liter Hühnerbrühe • 2 TL Zwiebelpulver • ½ TL Meersalz oder Celtic-Meersalz • ¾ Tasse frischer Zitronensaft • 1 TL getrockneter Oregano • ½ Tasse frische Petersilie, fein gehackt		
	• 2 EL Butter • 4 große Eier	• 1 EL Butter • 3 große Eier	• 1 EL Butter • 3 große Eier
Zubereitung	• In einem großen Topf Hühnerbrühe und Butter bei mittlerer Temperatur erhitzen. • Zwiebel-Pulver, Salz, Zitronensaft und Oregano dazugeben. Gut umrühren. • Eier in eine kleine Schüssel aufschlagen. Mit einem Schneebesen gut verquirlen. • Während die Suppe köchelt, etwa ⅔ Tasse heiße Brühe abschöpfen und in die Eier unterrühren, um die Temperatur der Eier anzugleichen. • Dann die Eier-Brühe langsam und gleichmäßig in den Suppentopf zurück gießen, dabei vorsichtig umrühren. Nicht kochen lassen. Vom Herd nehmen und in Schüsseln schöpfen. Mit gehackter Petersilie bestreuen.		

Nährwerte

Kalorien	177	134	134
Fett	11g	7g	7g
Kohlenhydrate	8g	8g	8g
Protein	12g	12g	12g

Zubereitungszeit: 10 Minuten Portionen: 4

Champignoncremesuppe

	Protein-Typ	Mischform	Kohlenhydrat-Typ
Zutaten	• 2 EL Rohmilch- oder Bio-Butter • 2 Knoblauchzehen, gehackt • 3 Frühlingszwiebeln, geschnitten • 2 TL getrockneter Thymian • 2 EL Tamari Sojasauce • 2 EL Pfeilwurz • 6 Tassen sauberes, gefiltertes Wasser		
	• 1350 g frische • Champignons, fein gehackt • ⅔ Tassen • Bio-Halbfett-Rahm oder leichte Kokosmilch	• 675 g frische • Champignons, fein gehackt • ½ Tasse • Bio-Halbfett-Rahm oder leichte Kokosmilch	• 700 g frischen Pilzen, fein gehackt • ½ Tasse leichte Kokosmilch
Zubereitung	• In einer großen Pfanne bei mittlerer Hitze Butter zerlassen. Knoblauch und Frühlingszwiebeln zugeben und 1 Minute anbraten. • Champignons und Thymian dazugeben. 5 Minuten braten, bis die Pilze weich sind. Tamari hinzufügen, kurz weiter köcheln. • Pfeilwurz in 1 Tasse Wasser auflösen, zum restlichen Wasser zugeben und die Suppe zum Siedepunkt bringen. nochmals 5 -6 Minuten lang unter ständigem Rühren weiter kochen lassen, bis die Suppe dick wird. • Vom Herd nehmen. Halbfett-Rahm (oder halb Sahne, halb Milch) oder fettarme Kokosmilch zur Suppe beimengen. Suppe in einen Mixbehälter geben und auf höchster Stufe pürieren, bis sie glatt und cremig ist. Servieren.		

Nährwerte

Kalorien	182	156	128
Fett	11g	10g	9g
Kohlen-hydrate	15g	13g	11g
Protein	10g	8g	5g
Zubereitungszeit: 15 Minuten Portionen: 4			

Spargelsuppe mit Artischocken

	Protein-Typ	Mischform	Kohlenhydrat-Typ
Zutaten	<ul><li>450 g Artischockenherzen</li><li>1 mittelgroße Schalotte oder 2 kleine Frühlingszwiebeln, gehackt</li><li>1 Bund Spargel, zerschnitten</li><li>1 Dose Wasserkastanien, in Scheiben geschnitten</li><li>1 TL gekörnte Gemüsebrühe</li><li>1 EL frische Estragonblätter oder 1½ TL getrocknete</li><li>3 Tassen sauberes, gefiltertes Wasser oder Gemüsebrühe</li><li>10 Zweige frische Brunnenkresse, zerzupft</li></ul>		
	<ul><li>½ Tasse unverarbeitete Macadamianüsse</li><li>Butter oder Cashewbutter</li></ul>	<ul><li>¼ Tasse unverarbeitete Macadamianüsse</li><li>Butter oder Cashewbutter</li></ul>	<ul><li>½ Tasse unverarbeitete Macadamianüsse</li><li>Butter oder Cashewbutter</li></ul>
Zubereitung	<ul><li>Flüssigkeit der Artischockenherzen in einen Topf gießen. Artischocken grob hacken und beiseite stellen.</li><li>Im Topf Butter zugeben, gehackte Schalotten oder Frühlingszwiebeln und den geschnittenen Spargel. 4-5 Minuten langsam köcheln lassen, bis der Spargel zart ist.</li><li>Die gehackten Artischocken, Wasserkastanien, gekörnte Brühe und Estragon zugeben. Gut erwärmen.</li><li>Mit 2 Tassen Wasser oder Gemüsebrühe auffüllen. Zwischenzeitlich die verbleibende Tasse Wasser oder Brühe stufenweise mit der Nussbutter vermischen, bis alles glatt ist. Vorsichtig in die Suppe einrühren und unter ständigem Rühren bei mittlerer Hitze gut erwärmen. Nicht aufkochen lassen.</li><li>Abschmecken. Die Suppe so wie sie ist servieren oder in einem Mixer glatt pürieren. In Servierschalen abschöpfen und jede Portion mit Brunnenkresse garnieren.</li></ul>		

Nährwerte

Kalorien	217	198	149
Fett	12g	9g	3g
Kohlen-hydrate	27g	27g	28g
Protein	6g	6g	5g

Zubereitungszeit: 10 Minuten Portionen: 4

Einfache Gemüsesuppe

	Protein-Typ	Mischform	Kohlenhydrat-Typ
Zutaten	• 2 EL Rohmilch- oder Bio-Butter • 2 mittelgroße Knoblauchzehen, zerdrückt • ½ Tasse rote Zwiebeln, gehackt • 1 TL getrockneter Thymian • 1 TL getrockneter Majoran • ½ TL Meersalz • ½ TL schwarzer Pfeffer • 4 Tassen Gemüse- oder Hühnerbrühe oder Wasser • 1 EL Tamari Sojasauce • 1 ½ Tassen Weißwein, wenn gewünscht • 280 g Zuckerschoten • 2 Tassen Petersilie, gehackt		
	• 2 Tassen Sellerie • 450 g Pilze, gehackt • 2 Filets, Lendensteak in Streifen oder Hähnchenschenkel in Stücke (sollen erst nach dem Dünsten von Knoblauch hinzugefügt werden)	• 2 Tassen Sellerie • 450 g Pilze, gehackt • 2 Filets, Lendensteak in Streifen oder Hähnchenschenkel in Stücke (sollen erst nach dem Dünsten von Knoblauch hinzugefügt werden)	• 1 große Karotte, gewürfelt • 450 g Zucchini- und Brokkolistücke oder grüner/ roter Paprika, geschnitten
Zubereitung	• Eine große, schwere Pfanne bei mittlerer Temperatur erhitzen. Butter darin schmelzen lassen, Knoblauch und gehackte Zwiebeln zugeben und 3-5 Minuten anbraten bis sie glasig sind. Dabei gelegentlich umrühren. • Sellerie, Karotten, Pilze, Kräuter, Salz und Pfeffer dazugeben und weitere 7-8 Minuten zugedeckt kochen lassen, bis das Gemüse weich ist. Zwischendurch umrühren. • Mit Brühe oder Wasser oder Wein ablöschen und zugedeckt 10-20 Minuten köcheln lassen. • Tamari, Wein, Zuckerschoten und Petersilie unterrühren. Noch einige Minuten köcheln lassen.		

Nährwerte

Kalorien	354	350	249
Fett	12g	12g	9g
Kohlen-hydrate	30g	30g	27g
Protein	18g	18g	15g

Zubereitungszeit: 25 Minuten Portionen: 4

Broccolicremesuppe

	Protein-Typ	Mischform	Kohlenhydrat-Typ
Zutaten	• 2 mittelgroße Frühlingszwiebeln, grob gehackt • 2 Knoblauchzehen, gehackt • 1 EL Basilikum, getrocknet • 4 Tassen Gemüse- oder Hühnerbrühe • 1 TL Meersalz oder Seetang • 2 Spritzer scharfe Chilisauce		
	• 4 Tassen Spinat, gehackt • ½ Kopf Brokkoli • 1 EL Kokosöl • 2 Tassen Kokosmilch	• 2 Tassen gehackter Spinat, Grünkohl, Kohlrabi, Kohl, Mangold oder andere dunkle Blattgemüse • 1 EL Kokosöl • 2 Tassen Kokosmilch	• 3 Tassen gehackter Spinat, Grünkohl, Kohlrabi, Kohl, Mangold oder andere dunkle Blattgemüse • 2 EL Kokosöl • 1 Tasse Kokosmilch
Zubereitung	• In einem großen Suppentopf das Kokosöl schmelzen lassen und Frühlingszwiebeln und Knoblauch 1-2 Minuten lang braten, bis sie glasig sind. • Gehackter Brokkoli einrühren. Bei mittlerer Hitze unter ständigem Rühren braten, bis der Brokkoli hellgrün wird. • Basilikum einrühren und das gehackte Blattgemüse hinzugeben. Zugedeckt 3-4 Minuten lang garen. • Gemüse in die Küchenmaschine oder in einen Mixer geben. Wenn Mixer verwendet wird, in zwei Gängen pürieren. Etwas Brühe beigeben und mixen, bis alles geschmeidig wird. • Die restliche Brühe, Salz und scharfe Chilisauce dazugeben. Noch einmal gut vermischen und abschmecken. Gegebenenfalls vorsichtig wieder aufwärmen.		

Nährwerte

Kalorien	382	335	298
Fett	31g	28g	18g
Kohlenhydrate	20g	17g	26g
Protein	12g	11g	13g
Zubereitungszeit: 15 Minuten Portionen: 4			

Cremige Avocadosuppe

	Protein-Typ	Mischform	Kohlenhydrat-Typ
Zutaten	• 1 Knoblauchzehe • 2 Tassen sauberes, gefiltertes Wasser • ½ Tasse Zitronensaft, frisch gepresst • 1 EL gekörnte Gemüsebrühe oder Seetang • ¼ Tasse frische Petersilie		
	• 4 mittelgroße reife Avocados, geschält und entkernt • 1/3 Tasse unbehandelte Cashew- oder Sesambutter (Tahini) mit ½ Tasse Wasser vermixen	• 2 mittelgroße reife Avocados, geschält und entkernt • 2 Tassen frische, gedünstete Spargelstückchen	• 1 große Karotte, gewürfelt • 450 g Zucchini- und Brokkolistücke oder grüne oder rote Paprika, geschnitten
Zubereitung	• In einem Mixer oder in einer Küchenmaschine Avocados, Knoblauch, Wasser und Zitronensaft pürieren, bis alles geschmeidig ist • Gekörnte Gemüsebrühe und Petersilie dazugeben. 1 Minute pürieren. Als erfrischenden Salat, rohe Suppe oder Soße servieren.		

Nährwerte

Kalorien	379	299	150
Fett	32g	27g	11g
Kohlen-hydrate	22g	18g	13g
Protein	7g	4g	4g

Zubereitungszeit: 5 Minuten Portionen: 4

Schnell zubereitete Französische Zwiebelsuppe

	Protein-Typ	Mischform	Kohlenhydrat-Typ
Zutaten	• 2 EL Kokosöl oder Bio-Butter • 2 Knoblauchzehen, gehackt • 1 EL getrockneter Thymian • 2 TL getrockneter Majoran • ¼ Tasse Tamari Sojasauce, glutenfrei		
	• 2 Liter Hühnerbrühe • 2 mittelgroße Zwiebeln, geschält und in Ringe geschnitten • 2 EL Parmesankäse, geriebener • 2 EL pikante Sonnenblumensamen • 450 g Champignons, gebürstet und in Scheiben geschnitten	• 2 Liter sauberes, gefiltertes Wasser, Gemüsebrühe oder Hühnerbrühe • 3 mittelgroße Zwiebeln, geschält und in Ringe geschnitten • 450 g Champignons, gebürstet und in Scheiben geschnitten	• 2 Liter Gemüsebrühe • 3 mittelgroße Zwiebeln, geschält und in Ringe geschnitten
Zubereitung	• In einer große Pfanne bei mittlerer Hitze Öl zerlassen, Zwiebeln und Knoblauch zufügen und einige Minuten dünsten, bis sie glasig sind. Pilze unterrühren und 2-3 Minuten weich schmoren lassen Für intensiveren Geschmack die Zwiebeln anbraten bis sie karamellisiert sind. • Thymian und Majoran Blätter einstreuen und 1 El Tamari Sojasauce unterrühren. Einige Sekunden braten lassen bis sich die Aromen entfalten. • Wasser hinzufügen und die Suppe zum Kochen bringen. Hitze zurückdrehen und 5 Minuten köcheln lassen. Restliche Tamari Sojasauce einrühren und servieren. • Mit Parmesan und Sonnenblumensamen servieren.		

Nährwerte

Kalorien	348	314	235
Fett	16g	13g	7g
Kohlenhydrate	30g	33g	35g
Protein	21g	19g	9g

Zubereitungszeit: 15 Minuten Portionen: 4

Gazpacho

	Protein-Typ	Mischform	Kohlenhydrat-Typ
Zutaten	• 6 mittelgroße Tomaten • 2 große Gurken, gehackt • 1 kleine rote Zwiebel • 1 mittelgroße Zucchini, gehackt • 3 Knoblauchzehen, zerdrückt • 1 mittelgroße grüne Paprika • ¾ Tasse frische Kräuter, gehackten : Petersilie, Basilikum, Schnittlauch • 2 EL Zitronensaft oder 1 EL Rotweinessig • 1 TL Meersalz oder gekörnte Brühe • ½ TL Cayennepfeffer oder 1 Jalapeño-Chili, entkernt • 1 TL Kreuzkümmel, gemahlen • 2 Tassen Gemüsebrühe oder Tomatensaft		
	Nicht geeignet für Protein-Typ	• 2 EL extra natives Olivenöl	• 1 EL extra natives Olivenöl
Zubereitung	• Die Tomaten, Gurken, Zwiebel, Zucchini, Knoblauch und grüne Paprikaschoten in die Küchenmaschine füllen und grob vermixen. • Kräuter, Zitronensaft, Öl, Salz, Cayennepfeffer oder Jalapeño und Kreuzkümmel zugeben. Kurz vermixen und Brühe oder Tomatensaft hinzufügen. • In eine große Schüssel oder in ein Glasgefäß füllen. Vor dem Servieren mindestens 1 Stunde kühlstellen.		

Nährwerte

Kalorien	Keine Angaben	197	167
Fett	Keine Angaben	10g	6g
Kohlen-hydrate	Keine Angaben	25g	25g
Protein	Keine Angaben	7g	7g
Zubereitungszeit: 10 Minuten Portionen: 4			

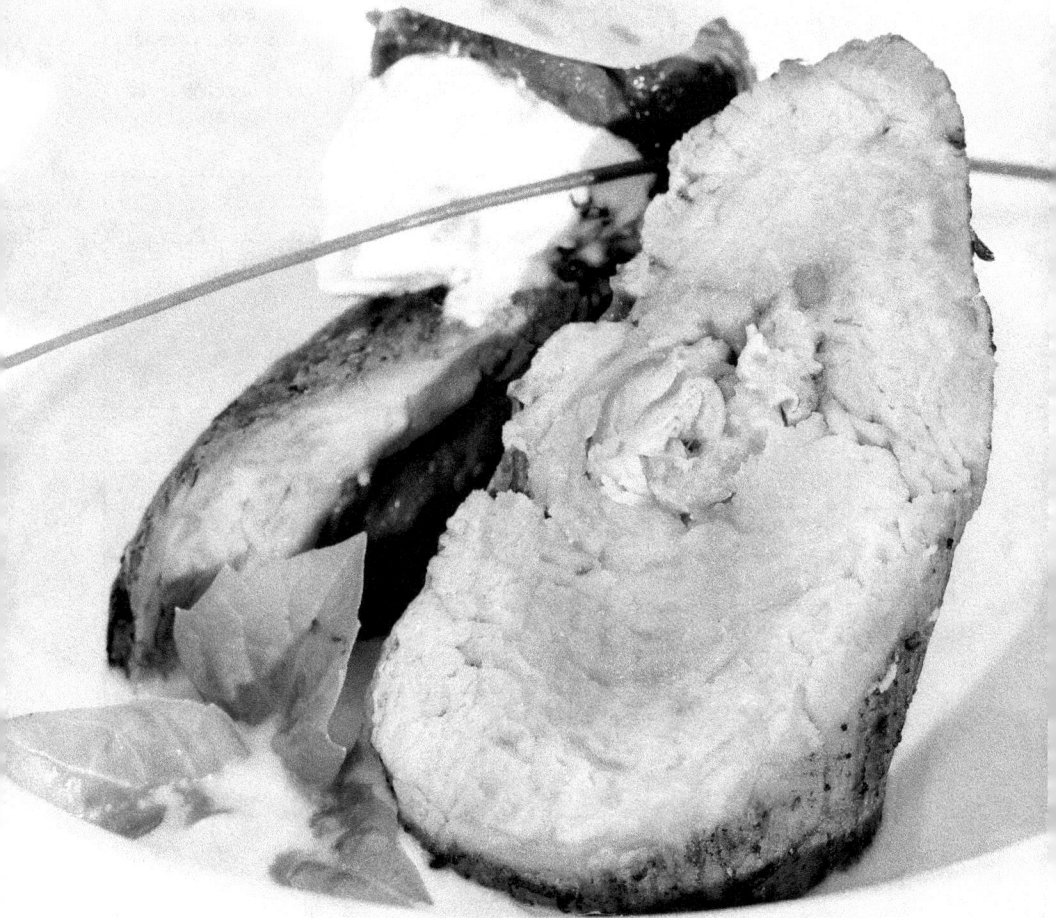

Fleisch

Geschmorter Rindfleischeintopf

	Protein-Typ	Mischform	Kohlenhydrat-Typ
Zutaten	• 1 ½ Tassen natürliche Rinderbrühe • 1 TL Meersalz • Prise gemahlener schwarzer Pfeffer • 1 EL Oregano, frisch gehackt • 1 EL Sojasauce • 1 TL Weinessig		
	• 700 g Rind- oder Bisonfleisch, aus grasgefütterter Haltung • 2 EL Petersilie, fein gehackt	• 450 g Rinderhackfleisch, aus grasgefütterter Haltung • 2 EL Petersilie, fein gehackt	• 225 g Rinderhackfleisch, aus grasgefütterter Haltung • 1/3 Tasse Petersilie, fein gehackt
Zubereitung	• Das Fleisch und Zwiebeln in wenig Brühe bei mittlerer Hitze schmoren, bis das Fleisch gebräunt ist. Zur Seite stellen. • Alle restlichen Zutaten zufügen. • Eine Stunde köcheln lassen. Das Fleisch unterrühren.		

Nährwerte

Kalorien	158	152	140
Fett	3,2g	3,1g	3g
Kohlen-hydrate	1,5g	1,5g	1,3g
Protein	24g	24g	22,4g

Zubereitungszeit: 15 Minuten Portionen: 4

Frühstücksfrikadellen aus Rindfleisch

	Protein-Typ	Mischform	Kohlenhydrat-Typ
Zutaten	• ¼ Zwiebel, fein gehackt • ¼ - ½ TL Meersalz • ½ TL schwarzer Pfeffer oder Cayennepfeffer • ¼ TL Zimt • ¼ TL Piment • 1 EL Rosmarin, fein gehackt		
	• 700 g Rinderhackfleisch, aus grasgefütterter Haltung • 1 EL Petersilie, fein gehackt	• 450 g Rinderhackfleisch, aus grasgefütterter Haltung • 2 EL Petersilie, fein gehackt	• 450 g Rinderhackfleisch, aus grasgefütterter Haltung (mager) • 2 EL Petersilie, fein gehackt
Zubereitung	• Alle Zutaten in einer Schüssel vermischen. • Mit den Händen 12 runde Frikadellen formen, etwa gut 1cm dick. • In einer Pfanne bei mittlerer Temperatur Öl erhitzen. Frikadellen 3 Minuten auf einer Seite anbraten. Die andere Seite etwas länger braten, bis die Frikadellen schön gebräunt sind und in der Mitte noch leicht rosa sind. • Die Frikadellen am besten auf Vorrat zu Wochenbeginn zubereiten und in den Kühlschrank stellen. So sind sie jeden Morgen griffbereit zum Frühstück (oder als Snack am Nachmittag) zu geniessen.		

Nährwerte

Kalorien	165	155	150
Fett	9g	7,2g	6g
Kohlen-hydrate	1,5g	1,3g	1,25g
Protein	24g	24g	23,6g

Zubereitungszeit: 25 Minuten Portionen: 4

Spaghettikürbis mit Rindfleischragout

	Protein-Typ	Mischform	Kohlenhydrat-Typ
Zutaten	• 3 - 4 Paprika, geröstet • ¼ - ½ Tasse frischer Basilikum, grob gehackt • 3 Knoblauchzehen, fein gehackt		
	• ½ Tasse extra natives Olivenöl • ½ Zwiebel, fein gehackt • 2 Tomaten • 1 Spaghettikohlrabi • 450 g Rinder- oder Bisonhackfleisch, aus grasgefütterter Haltung	• ½ Tasse extra natives Olivenöl • 1 Zwiebel, fein gehackt • 2 Tomaten • 1 Spaghettikürbis • 450 g Rinderhackfleisch, aus grasgefütterter Haltung	• ¼ Tasse extra natives Olivenöl • 1 Zwiebel, fein gehackt • 3 Tomaten • 1 Spaghettikürbis • 450 g Putenhackfleisch
Zubereitung	• Die Tomaten halbieren oder vierteln. Mit geröstetem Paprika und Basilikum in die Küchenmaschine oder in einen Mixer geben, durchmixen Sie alles , bis die Sauce die gewünschte Konsistenz erreicht hat. (entweder noch klein gestückelt oder glatt püriert) • In einem tiefen Topf bei mittlerer Temperatur das Olivenöl erhitzen. Zwiebeln zugeben und 1-2 Minuten darin anbraten, dann den Knoblauch und Hackfleisch hinzufügen. • Das Hackfleisch mit Salz und Pfeffer abschmecken und 4-5 Minuten lang braten, bis es leicht gebräunt ist, aber immer noch etwas rosa bleibt. Dann das gemixte Tomaten-Paprika-Püree dazugeben. • Bei starker Hitze 10 Minuten köcheln lassen. • Zwischenzeitlich den Kürbis halbieren und die Kerne und Holziges herausschneiden. • Jede Hälfte 6-8 Minuten in der Mikrowelle garen, bis sie weich sind. • Die Kürbisse mit einer Gabel nudelähnlich ausschaben, mit Olivenöl oder Butter beträufeln, das Rinderragout darüber verteilen und anrichten.		

Nährwerte

Kalorien	161g	158,7g	154g
Fett	9,6g	9g	8,3g
Kohlen-hydrate	12g	11,6g	10,1g
Protein	18,5g	18,5g	17g

Zubereitungszeit: 30 Minuten Portionen: 4

Geschmorte Rinderbrust in Chu-Hou-Sauce

	Protein-Typ	Mischform	Kohlenhydrat-Typ
Zutaten	• 1 Daikon-Rettich • 3 Scheiben Ingwer • 3 ganze Sternanis • 1 Frühlingszwiebel • 2 EL Lee Kum Kee Chu Hou Paste • 2 Liter Wasser • 2 TL helle Sojasauce • 2 TL Austernsauce		
	• 450 g Rinderbrust, in Stücke geschnitten	• 450 g Rinderbrust, in Stücke geschnitten	Nicht geeignet für den Kohlenhydrat-Typ
Zubereitung	• Die Rinderbrust 3 Minuten in kochendem Wasser blanchieren. Herausnehmen und abtropfen lassen. • Den Daikon-Rettich schälen und in Stücke schneiden. Beiseite stellen. • Wok bei mittlerer Temperatur erhitzen. 2 TL Öl hinzufügen und Ingwer und Chu Hou Paste anbraten. Die in Stücke geschnittene Rinderbrust dazu geben und gut umrühren. • Sternanis dazu geben und mit einem Stück Kandiszucker in wenig Wasser alle Zutaten bedecken. Zum Kochen bringen und in einem Vakuumtopf (thermischer Topf) langsam köcheln lassen bis es gar ist. Daran denken, den Innentopf zuerst aufzuwärmen um ein besseres Ergebnis zu erreichen. • Wenn Sie keinen Vakuumtopf haben ist dies eine gute Alternative, hervorragende Rinderbrust zuzubereiten: Das Fleisch etwa 30 Minuten schmoren, dann Herd ausschalten und 15 Minuten stehen lassen. Diesen Vorgang dreimal wiederholen. • Ob mit oder ohne Vakuumtopf, wenn die Rinderbrust gar ist, nochmals zum Kochen bringen, den Daikon-Rettich zufügen und gut einrühren. Herd zurückdrehen und 15 Minuten stehen lassen.Wieder zum Kochen bringen. • Würzmittel hinzufügen, um die Sauce bis zur gewünschten Konsistenz zu verdicken. • 1 oder 2 Blätter frischer Salat auf einen Teller anrichten. Rinderbrust mit Sauce darübergießen. Gehackte Frühlingszwiebeln darüberstreuen. Heiß servieren.		

Nährwerte

Kalorien	285	285	Keine Angaben
Fett	9,1g	9,1g	Keine Angaben
Kohlen-hydrate	2,9g	2,9g	Keine Angaben
Protein	43,8g	43,8g	Keine Angaben

Zubereitungszeit: 60 Minuten Portionen: 4

Rinder-oder Schweinegeschnetzeltes mit schwarzem Pfeffer

	Protein-Typ	Mischform	Kohlenhydrat-Typ
Zutaten	• 1 EL Knoblauch, gehackt • 1 TL gemahlener schwarzer Pfeffer • 2 EL Öl • Meersalz nach Geschmack • Marinade: 2 TL helle Sojasauce , 1 TL Worcestershire-Sauce, 1 TL gemahlener schwarzer Pfeffer • Gewürze: 1 EL Worcestershire-Sauce, 1 TL helle Sojasauce, 1 TL Honig		
	• 300 g Rinderfilet • 1 Zwiebel	• 300 g Rinderfilet • 1 Zwiebel	• 300 g mageres Schweinefleisch • 2 Zwiebeln
Zubereitung	• Fleisch würfeln. Gut mit der Marinade mischen. Zwiebel würfeln und beiseite stellen. • Wok mit dem Öl auf mittlerer Temperatur erhitzen. Zwiebel anbraten bis sie weich sind. Zwiebel im Wok zur Seite schieben. • Knoblauch in die Mitte des Wok geben und mit hoher Hitze anbraten, Fleischwürfel dazugeben. • Falls nötig, mehr Öl zugießen. Das Fleisch gut auf alle Seiten rühren und braten, bis es leicht gebräunt ist. • Alle Zutaten zusammen verrühren. Zudecken und so lange kochen, bis der Dampf aus dem Wok kommt. Gewürze dazugeben, mit gemahlenem schwarzen Pfeffer und Salz abschmecken. • Das Fleisch soll bei sehr starker Hitze angebraten werden. Auf diese Weise wird die Fleischoberfläche schneller gegart und der Fleischsaft bleibt innen. Wenn die Temperatur im Wok nicht hoch genug ist, würde der Fleischsaft austreten und das Pfannengericht wäre zu flüssig.		

Nährwerte

Kalorien	202,8	200	197,5
Fett	11,1g	10,2g	9,8g
Kohlen-hydrate	12,1g	12g	11,9g
Protein	14,9g	14,8g	14g

Zubereitungszeit: 15 Minuten Portionen: 4

Schweinekotelett mit Rosenkohl

	Protein-Typ	Mischform	Kohlenhydrat-Typ
Zutaten	• ¼ Tasse extra natives Olivenöl • Salz und Pfeffer nach Geschmack		
	• 2 Schweinekoteletts • 450 g Spargel	• 2 Schweinekoteletts • 150 g Rosenkohl • 100 g Spargel	• 2 Schweinefleisch, mager • 450 g Rosenkohl

Zubereitung

- Den Strunk vom Rosenkohl herausschneiden. Den Rosenkohl in der Küchenmaschine raffeln. Beiseite stellen.
- Die Schweinekotletts leicht salzen und pfeffern. Ein paar Esslöffel Öl bei mittlerer Temperatur erhitzen. Wenn die Pfanne gut heiß ist, die Koteletts hineingeben.
- Die Schweinekoteletts auf jeder Seite 4 Minuten braten. Falls gewünscht, das Fleisch nochmals 4 Minuten abgedeckt braten, bis der gewünschte Garheitsgrad erreicht ist.
- Während die Koteletts garen, ¼ Tasse Olivenöl bei mittlerer Temperatur erhitzen. Den zerkleinerten Rosenkohl etwa 10 Minuten braten bis er weich und leicht gebräunt ist.
- Je nach Bedarf dem Rosenkohl etwas mehr Öl zufügen.
- Mit Salz und Pfeffer abschmecken.

Nährwerte

Kalorien	345	345	339
Fett	17g	17g	15g
Kohlen-hydrate	4g	4g	3,2g
Protein	42g	42g	39g

Zubereitungszeit: 25 Minuten Portionen: 2

Gebratenes Schweinefleisch mit Gemüse

	Protein-Typ	Mischform	Kohlenhydrat-Typ
Zutaten	• 1 weiße oder gelbe Zwiebel, in dünne Scheiben geschnitten • 4 EL Tamari • 1 Knoblauchzehe, fein gehackt • 1 Tasse Erbsen, gefroren • 4 Frühlingszwiebeln, grob gehackt		
	• 340 g Schweinebauch, roh oder bereits gekocht, in kleine Stückchen geschnitten • 1 EL Sesam • 4 EL Kokosöl • 1 kleiner Kopf Blumenkohl, in einem Prozessor zerkleinert • 2 Eier, verquirlt	• 340 g Schweinebauch und mageres Schweinefleisch, roh oder bereits gekocht, in kleine Stückchen geschnitten • 1 EL Sesam • 2 EL Kokosöl • 1 kleiner Kopf Blumenkohl, in einem Prozessor zerkleinert • 2 Eier, verquirlt	• 340 g mageres Schweinefleisch, roh oder bereits gekocht, in kleine Stückchen geschnitten • 1 EL Sesam • 1 EL Kokosöl • 1 kleiner Kopf Brokkoli, in einem Prozessor zerkleinert • 2 Eier, verquirlt
Zubereitung	• Das Öl im Wok oder in einer Pfanne erhitzen. Zwiebeln zugeben, bis sie gebräunt sind, ca. 2 Minuten. • Das Fleisch und 1 EL Tamari hinzufügen und weitere 2-3 Minuten braten (oder länger, falls das rohe Fleisch mehr Zeit braucht) • Dann das restliche Öl, Knoblauch und den Blumenkohl oder Brokkoli beigeben und 2-3 Minuten lang braten. • Die Eier und restliches Tamari zufügen. Gleichmäßig umrühren bis die Eier gestockt sind. Dann Erbsen und gehackte Frühlingszwiebeln zugeben. • Eine oder zwei Minuten weitergaren.		

Nährwerte

Kalorien	262	256	241,7
Fett	15g	13g	10g
Kohlen-hydrate	18g	16g	14g
Protein	26g	26g	24g

Zubereitungszeit: 15 Minuten Portionen: 3

Gewürztes und gegrilltes Schweinefleisch mit Karotten

	Protein-Typ	Mischform	Kohlenhydrat-Typ
Zutaten	• 1 TL Ancho Chili Pulver • 1 TL Kreuzkümmel • ½ TL Zimt • ½ TL Meersalz • 8 Karotten, geschält und längs halbiert		
	• 2 Schweinekoteletts, 2 ½ cm dick • 4 EL Bio-Butter	• 2 Schweinekoteletts, 2 ½ cm dick • 3 EL Bio-Butter	• 2 magere Schweinefleisch-Scheiben, 2 ½ cm dick • 1 ½ EL Bio-Butter
Zubereitung	• Den Grill auf mittlere Hitze vorheizen. • Die Butter schmelzen lassen und Gewürze und Salz beimischen. Die Hälfte der Butter-Mischung über die Karotten träufeln, mit den Händen vermischen, damit sie rundum mit der Butter bedeckt sind. • Die Schweinekoteletts beidseitig mit der restlichen Butter bestreichen. • Schweinekoteletts und Karotten 5 Minuten auf jeder Seite grillen, dann die Koteletts aus der direkten Hitze wegnehmen (mit Kohlegrill), oder auf mittlere Hitze (mit Gasgrill) weitere 3 Minuten zugedeckt grillen. • Während das Fleisch noch in paar Minuten mehr braucht, dürften die Karotten wahrscheinlich ziemlich zart sein und können vom Grill entfernt werden. • Schweinefleisch und Karotten mit Meersalz bestreuen.		

Nährwerte

Kalorien	427	402	387
Fett	29g	26g	22g
Kohlen-hydrate	20g	19,1g	17g
Protein	26g	26g	25,6g

Zubereitungszeit: 25 Minuten Portionen: 2

Schweinegeschnetzeltes mit Radieschen

	Protein-Typ	Mischform	Kohlenhydrat-Typ
Zutaten	<ul><li>½ Tasse weiße oder gelbe Zwiebeln, fein gehackt</li><li>1 großer Bund Radieschen (ca. 10 Radieschen), in kleine Stücke gehackt</li><li>½ Tasse Rindfleisch- oder Hühnerbrühe</li><li>¼ Tasse Petersilie, fein gehackt</li><li>Meersalz und Pfeffer nach Geschmack</li></ul>		
	<ul><li>2-3 Tassen gegartes Schweinekotelett, in kleine Stücke geschnitten</li><li>3 EL Bio-Butter, Speck, oder extra natives Olivenöl</li></ul>	<ul><li>2-3 Tassen gegartes Schweinekotelett und mageres Schweinefleisch, in kleine Stücke geschnitten</li><li>2 EL Bio-Butter, Speck oder extra natives Olivenöl</li></ul>	<ul><li>2-3 Tassen gegartes mageres Schweinefleisch, in kleine Stücke geschnitten,</li><li>1 EL Bio-Butter, Speck oder extra natives Olivenöl</li></ul>
Zubereitung	<ul><li>Das Fett in einer Pfanne bei mittlere Hitze schmelzen lassen, Zwiebeln und Radieschen hinzufügen und 5 Minuten anbraten.</li><li>Schweinefleisch und Brühe zugeben. Weitere 5 Minuten köcheln lassen, bis die Flüssigkeit verdampft ist.</li><li>Mit Petersilie garnieren.</li><li>Nach Geschmack mit Salz und Pfeffer abschmecken.</li></ul>		

Nährwerte

Kalorien	547	512	493
Fett	31g	28,4g	26g
Kohlen-hydrate	4g	3,6g	3,1g
Protein	59g	57g	56g

Zubereitungszeit: 20 Minuten Portionen: 2

Auberginen nach Szechuan Art

	Protein-Typ	Mischform	Kohlenhydrat-Typ
Zutaten	• 700 g asiatische Auberginen ((lang und dünn) • 2 EL extra natives Olivenöl • ¼ Tasse Hühnerbrühe • 2 TL Honig • ½ TL Sojasauce • ½ - 1½ EL Chili-Bohnen-Paste • 2 TL Szechuan-Pfefferkörner, zerstoßen (optional) • 3 TL frisch geriebener Ingwer • 5 Knoblauchzehen, gehackt • 2 TL Chinkiang-Essig oder Apfelessig • 4 Schalotten, grob gehackt • Koriander zum Garnieren (freie Wahl)		
	• 3 Schweinekoteletts, 2 ½ cm dick	• 2 Schweinekoteletts, 2 ½ cm dick	• 1 Scheibe mageres Schweinefleisch, 2 ½ cm dick
Zubereitung	• Die Auberginen der Länge nach vierteln und in große Stücke schneiden. Zur Seite stellen. • In einer kleinen Schüssel die Hühnerbrühe, Honig und Sojasauce verrühren und zur Seite stellen. • In der nächsten Schüssel Chili-Bohnen-Paste, Knoblauch, Ingwer und Szechuan-Pfeffer verrühren und zur Seite stellen. • Schließlich in einer dritten Schüssel die Schalotten und Essig vermischen. Wieder zur Seite stellen. • Im Wok oder in einer großen Pfanne das Öl bei mittlerer Temperatur erhitzen, bis es fast zu rauchen beginnt. • Auberginen zugeben und rundum braten, bis sie bräunen. • Chili-Bohnen-Paste, Knoblauch, Ingwer und Szechuan-Pfeffer hinzufügen und etwa 30 Sekunden braten, bis es fein duftet. • Nun die vermischte Hühnerbrühe zugeben, den Herd auf mittlere bis niedrige Temperatur zurückschalten und 90 Sekunden köcheln lassen. • Die Schalotten mit Essig hinzufügen und 15 Sekunden köcheln lassen, bis die strenge Würze ein wenig verfliegt. • Mit Koriander garnieren und servieren.		

Nährwerte

	Protein-Typ	Mischform	Kohlenhydrat-Typ
Kalorien	294	254	194
Fett	7,8g	9,52g	8,0g
Kohlen-hydrate	23g	23g	23g
Protein	39,0g	26,2g	14,2g
Zubereitungszeit: 10 Minuten Portionen: 2-4			

Griechischer Salat mit Lammhackfleisch

	Protein-Typ	Mischform	Kohlenhydrat-Typ
Zutaten	• ½ Tasse griechische Kräuter wie Dill, Minze, Oregano, Petersilie, fein gehackt • Meersalz nach Geschmack • 2 Herzen Römersalat, fein gehackt • 1 Tasse Kalamata-Oliven oder andere griechische Oliven, entsteint • ¼ Tasse Zitronensaft • ½ Tasse extra natives Olivenöl		
	• 450 g Lammhackfleisch • 1 große Gurke oder 2-4 kleine Gurken, gehackt • 1 Tomate, gehackt	• 450 g Lammhackfleisch • 1 große Gurke oder 2-4 kleine Gurken, gehackt • 1-2 Tomaten, gehackt	• 225 g mageres Lammhackfleisch • 1 große Gurke oder 2-4 kleine Gurken, gehackt • 1-2 Tomaten, gehackt
Zubereitung	• Lammhackfleisch mit den Kräutern für 6-8 Minuten anbraten, oder bis es durch ist. • Mit Salz abschmecken. • Das Hackfleisch mit Salat, Tomaten, Gurken und Oliven anrichten. • Zitronensaft mit Olivenöl verquirlen und über den Salat träufeln.		

Nährwerte

Kalorien	283	275	220
Fett	10g	10g	5g
Kohlen-hydrate	16g	16g	16g
Protein	28g	28g	14g

Zubereitungszeit: 20 Minuten Portionen: 3

Koreanisches Rindfleisch mit Gemüsereis

	Protein-Typ	Mischform	Kohlenhydrat-Typ
Zutaten	• 4 Knoblauchzehen, fein gehackt • ½ Tasse Tamari • 2 EL Reisweinessig • ¼ Tasse geröstetes Sesamöl • 2 Karotten, gerieben oder in sehr dünne Scheiben geschnitten • 1 Tasse tiefgefrorener Spinat oder 2 große handvoll frischer Spinat • 225 g Sirloin Steak oder Lendensteak, in dünne Scheiben geschnitten • 2 Eier • Zur Garnitur nach Wunsch: 1 Blatt getrockneter Seetang (Nori), in dünne Streifen geschnitten, 1 EL Sesamsamen, leicht geröstet, 3 Schalotten, gehackt		
	• 5 frische Shiitake-Pilze, in Scheiben geschnitten • 2 Tassen Blumenkohl, geraspelt	• 3 frische Shiitake-Pilze, in Scheiben geschnitten • 2 Tassen Blumenkohl, geraspelt	• 2 frische Shiitake-Pilze, in Scheiben geschnitten • 2 Tassen Brokkoli, geraspelt
Zubereitung	• Knoblauch, Tamari, Essig und Sesamöl miteinander vermischen. • Fleisch und Shiitake-Pilze in 2 separate Schüsseln geben und je die Hälfte der Marinade in den 2 Schüsseln verteilen. • Geraspelter Blumenkohl in der Mikrowelle für 2-4 Minuten garen, bis er weich ist. In zwei Schalen verteilen. • Im Wok oder in einer große Pfanne 1 EL Öl erhitzen (Sesam- Kokos- oder Olivenöl). Für alle Zutaten kann auch mehr Öl erforderlich sein. • Wenn alle Zutaten fertig gegart sind, diese auf die zwei Schalen mit Blumenkohlreis verteilen. • Die Karotten ein paar Minuten anbraten, bis sie leicht gebräunt sind. Aus der Pfanne nehmen. • Spinat in die Pfanne geben und gut erhitzen. Aus der Pfanne nehmen. • Eier über der Pfanne aufschlagen und braten bis Eiweiß fest wird und das Eigelb die gewünschte Festigkeit erreicht hat. Aus der Pfanne nehmen. Eier können ganz bleiben, oder wenn das Eigelb ganz fest ist, in Scheiben geschnitten werden. • Die Pfanne nochmals stark erhitzen und etwas Öl hineingeben. Das Fleisch aus der Marinade nehmen (Marinade in der Schüssel lassen) und 3-5 Minuten scharf anbraten, bis das Fleisch durch ist. Aus der Pfanne nehmen. • Pilze anbraten, bis Sie weich sind. Aus der Pfanne nehmen. • Die übrig gebliebene Fleischmarinade in die Pfanne gießen und 3 Minuten lang leicht köcheln lassen. • Die Marinade je zur Hälfte über jede Schüssel mit Blumenkohlreis gießen. • Nach Wunsch mit getrockneten Algen, Sesam und Schalotten garnieren.		

Nährwerte

Kalorien	515	509	501
Fett	5,5g	5,3g	5,1g
Kohlen-hydrate	97g	94g	92,3g
Protein	17,9g	17,5g	17gg

Zubereitungszeit: 30 Minuten Portionen: 2

Wildragout

	Protein-Typ	Mischform	Kohlenhydrat-Typ
Zutaten	• 1 mittelgroße rote Zwiebel • 2 TL Thymian • 1 TL Zimt, gemahlen • 1 TL Orangenschale, abgerieben (keine weiße Schale) • 3 Tassen natürliche Rinderbrühe • ½ Tasse frische Preiselbeeren • Meersalz und Pfeffer nach Geschmack		
	• 900 g Wildfleisch zum Schmoren • 3 EL Kokosöl oder Butter • 3 Kohlrabi, geschält und gehackt • 6 Stangensellerie, diagonal geschnitten	• 700 g Wildfleisch zum Schmoren • 2 EL Kokosöl oder Butter • 3 Kohlrabi, geschält und gehackt • 3 Stangensellerie, diagonal geschnitten	• 700 g Wildfleisch zum Schmoren • 1 ½ TL Kokosöl oder Butter • 3 Kohlrabi, geschält und gehackt • 3 Tassen Kohl, gehackt • 3 Stangensellerie, diagonal geschnitten
Zubereitung	• Wildfleisch mit Salz und Pfeffer würzen. • Kokosöl in einem großen Suppentopf oder in einem Porzellan-Schmortopf erhitzen und Zwiebel und Sellerie bei mittlerer Hitze anbraten, bis die Zwiebel glasig ist. Das Gemüse aus dem Topf nehmen. • Das Wildfleisch hineingeben und scharf anbraten oder kochen bis es gut gebräunt ist. Thymian, Zimt, Orangenschalen hinzufügen und gut verrühren. Danach Preiselbeeren, Kohlrabi, angebratenes Gemüse und Rinderbrühe dazugeben. • Aufkochen bis alles zu brodeln beginnt. Zugedeckt bei mittlerer Hitze etwa 45-50 Minuten schmoren lassen, bis das Wildragout weichgekocht ist.		

Nährwerte

Kalorien	380	384	322
Fett	9g	8g	4g
Kohlen-hydrate	15g	48g	48g
Protein	57g	30g	21g

Zubereitungszeit: 15 Minuten Portionen: 6

Rindfleischbällchen in Pilzsauce

	Protein-Typ	Mischform	Kohlenhydrat-Typ
Zutaten	• 1 TL getrocknete Zwiebelflocken • 2 EL Petersilie, fein gehackten • 2 TL Thymian • 1 Ei • ½ kleine Zwiebel, fein gehackt • 2 EL Mehl, glutenfrei • 2 Tassen sauberes, gefiltertes Wasser • 1 EL Tamari-Sojasauce • ½ TL Angostura Bitter oder Worcestersauce		
	• 450 g Bio-Rinderhackfleisch • 340 g Pilze, in Scheiben geschnitten • 2 EL Kokosöl • ¼ Tasse Crème fraîche oder saure Sahne	• 450 g Bio-Rinderhackfleisch • 225 g Pilze, in Scheiben geschnitten • 2 EL Kokosöl • ¼ Tasse Crème fraîche oder saure Sahne	• 450 g Bio-Rinderhackfleisch (mager) • 225 g Pilze, in Scheiben geschnitten • 1 EL Kokosöl
Zubereitung	• Das Fleisch mit Zwiebelflocken, Petersilie, 1 TL Thymian und Ei vermischen. 3–4 cm große Fleischbällchen formen. • In einer Pfanne bei mittlerer Hitze das Kokosöl schmelzen lassen. Gehackte Zwiebel und Fleischbällchen sowie 1 TL Thymian zufügen. Etwa 2 Minuten lang auf jeder Seite scharf anbraten, bis alles rundum gebräunt ist. Pilze und restlicher Thymian dazugeben und weitere 1-2 Minuten braten. • Mit Mehl bestäuben und verrühren. 20-30 Sekunden erhitzen. Mit Wasser ablöschen und ständig verrühren, bis das Gemisch dicklich wird. Vom Herd nehmen. Sojasauce, Bittersaucen und Sauerrahm unterrühren. Servieren.		

Nährwerte

Kalorien	428	342	270
Fett	33g	23g	15g
Kohlen-hydrate	7g	7g	6g
Protein	26g	28g	28g
Zubereitungszeit: 15 Minuten Portionen: 4			

Gebratenes Rindfleisch

	Protein-Typ	Mischform	Kohlenhydrat-Typ
Zutaten	• 2 Knoblauchzehen, in Scheiben geschnitten • 1 Stück Ingwer, 2-3 cm, in Scheiben geschnitten • 1 kleiner Lauch, gewaschen und in Ringe geschnitten • 4 Tassen Chinakohl, kleingeschnitten • 225 g Pilze, halbiert • 1 mittelgroße rote Paprika, in Streifen geschnitten • 280 g frische Zuckererbsen, diagonal halbiert • 1 EL Tamari Sojasauce		
	• 450 g Bio- Sirloin-Steak, in 3-4 cm große Stücke geschnitten • 2 EL Kokosöl	• 450 g Bio- Sirloin-Steak oder Rostbraten, in 3-4 cm große Stücke geschnitten • 2 EL Kokosöl	• 340 g Bio-Rinderfilet oder Rostbraten, in 3-4 cm große Stücke geschnitten • 1 EL Kokosöl
Zubereitung	• Einen Wok oder einen schweren Porzellan- Schmortopf bei mittlerer Temperatur erhitzen. Kokosöl, Knoblauch, Ingwer und Lauch zugeben. Anbraten. • Nun das Fleisch dazugeben und 1-2 Minuten braten. Aus dem Wok nehmen und abdecken. Ingwerscheiben ebenfalls herausnehmen. • Chinakohl und halbierte Pilze in den Wok einrühren und braten, bis der Kohl zu welken beginnt. Rote Paprikastreifen und Zuckererbsen dazumengen und noch 1-2 Minuten braten. Zum Schluss das bereits gebratene Fleisch hinzufügen.		

Nährwerte

Kalorien	338	300	221
Fett	19g	12g	7g
Kohlen-hydrate	12g	11g	11g
Protein	32g	38g	29g

Zubereitungszeit: 15 Minuten Portionen: 4

Gegrilltes Kräutersteak

	Protein-Typ	Mischform	Kohlenhydrat-Typ
Zutaten	• 2 TL Kokosöl • 2 EL Dijon-Senf • 2 TL frisch geriebener oder fertig zubereiteter Meerrettich • 2 TL getrockneter Thymian • 1 TL Selleriesamen, gemahlen • 1 TL Zwiebelpulver • 1 TL grobes Meersalz oder Celtic-Meersalz • ½ TL schwarzer Pfeffer, frisch gemahlen		
	• 450 g Bio- Sirloin-Steak	• 450 g Bio- Sirloin-Steak	• 450 g Straußen-Steak
Zubereitung	• Das Steak mindestens eine halbe Stunde vor der Zubereitung aus dem Kühlschrank nehmen. Ofen vorheizen. • Das Steak auf beiden Seiten mit Kokosöl betreichen. Dijon-Senf und Meerrettich vermischen und gleichmäßig auf beide Fleischseiten verteilen. Die Steaks auf eine leicht gefettete Grillpfanne geben. • Thymian, Sellerie, Zwiebelpulver, Salz und Pfeffer in einer kleinen Tasse vermengen. Die Mischung auf jeder Seite des Fleisches auftragen. • Steak 3- 4 Minuten auf jeder Seite grillen bis die Oberfläche gebräunt ist. Auf die Servierplatte geben und 1 Minute ruhen lassen. • In Scheiben schneiden und servieren.		

Nährwerte

Kalorien	315	254	176
Fett	18g	14g	6g
Kohlen-hydrate	2g	2g	2g
Protein	35g	28g	27g

Zubereitungszeit: 10 Minuten Portionen: 5

Gegrillte Lammkoteletts mit Kräuter und Zitrone

	Protein-Typ	Mischform	Kohlenhydrat-Typ
Zutaten	• 1 TL geriebene Zitronenschale (keine weiße Schale) / ½ TL Zitronenpfeffer zum würzen • ½ TL Rosmarin, getrocknet und zerkleinert • 1 TL Oregano, getrocknet • 1 TL Estragon, getrocknet • 3 EL Zitronensaft • 1 EL Tamari Sojasauce		
	• 6 Lammkoteletts	• 4 Lammkoteletts	• 4 Hähnchenbrüste
Zubereitung	• Eine große Pfanne bei mittlerer Temperatur erhitzen. Die Lammkoteletts oder die Hähnchenbrüste auf beiden Seiten anbraten. • Zitronenschale, Kräuter, Zitronensaft und Tamari Sojasauce in einer kleinen Schüssel vermischen. Die Mischung über die Koteletts oder über die Hähnchenbrüstchen in der Pfanne verstreichen. Zugedeckt bei mittlerer bis niedriger Temperatur 20-25 Minuten köcheln lassen bis sie weich sind. • Dies könnte auch als Würzpaste oder als Pesto für gegrillte Lammkoteletts verwendet werden. Für eine Paste einfach die Menge von Zitronensaft in der Kräutermischung auf 1 EL reduzieren. Mischung über die Kotelettes oder Hähnchenbrüstchen verteilen und 3-4 Minuten auf jeder Seite grillen, je nach Dicke. Nicht zu lange kochen.		

Nährwerte

Kalorien	423	317	245
Fett	29g	21g	12g
Kohlen-hydrate	2g	2g	1,3g
Protein	37g	28g	24g

Zubereitungszeit: 10 Minuten Portionen: 4

Meerrettich-Büffel-Frikadellen

	Protein-Typ	Mischform	Kohlenhydrat-Typ
Zutaten	• 2 EL Meerrettich, vorbereitet • ½ TL Spike Gewürzmischung oder Mrs. Dash • 3-4 Prisen schwarzer Pfeffer, frisch gemahlen		
	• 550 g Rinder- oder Büffelhackfleisch aus biologischem Anbau	• 450 g Rinder- oder Büffelhackfleisch aus biologischem Anbau	• 450 g Straußenfleisch
Zubereitung	• Hackfleisch mit den anderen Zutaten vermischen und zu Frikadellen formen. • Entweder im Backofen, auf einem Grill oder in einer heißen Eisengusspfanne bei mittlerer bis hoher Hitze jeweils 3-4 Minuten pro Seite anbraten, bis die Frikadellen schön braun sind. • Nicht zu lange kochen • Sofort servieren.		
Nährwerte			
Kalorien	322	259	172
Fett	23g	18g	11g
Kohlen-hydrate	1g	1g	0,5g
Protein	27g	21g	17g
Zubereitungszeit: 10 Minuten Portionen: 4			

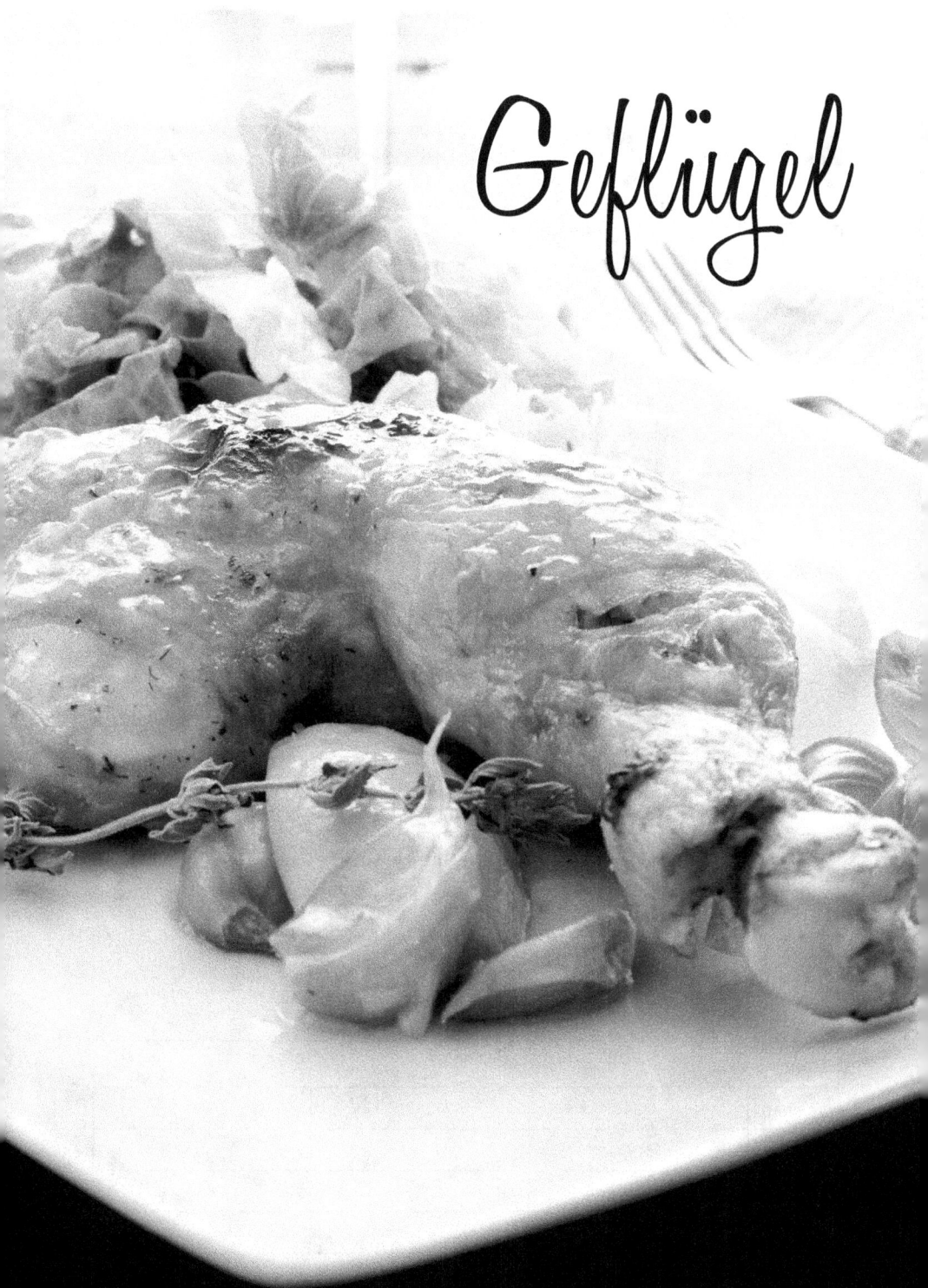

Geflügel

Truthahn-Eintopf

	Protein-Typ	Mischform	Kohlenhydrat-Typ
Zutaten	<ul><li>2 Lauchstangen, in Scheiben geschnitten</li><li>2 TL Thymianblätter</li><li>2 TL Oreganoblätter</li><li>1 TL Spike oder Gemüse-Würzmischung</li><li>1 mittelgroße Karotte, gehackt</li><li>1 Zimtstange</li><li>1 Dose geschälte Tomaten</li><li>2 Tassen Wasser oder Freiland-Hühnerbrühe</li><li>1 Tasse Linsen oder Mungbohnensprossen</li></ul>		
	<ul><li>4 Stangen Sellerie, in Stücke geschnitten</li><li>1 Tasse Kohlrabi, geschält und gewürfelt</li><li>900 g Putenfleisch (Beine oder Oberschenkel)</li><li>1 Dose geschälte Tomaten</li></ul>	<ul><li>2 Stangen Sellerie, in Stücke geschnitten</li><li>1 Tasse Kürbis, geschält und gewürfelt</li><li>900 g Putenfleisch</li><li>1 Dose geschälte Tomaten</li></ul>	<ul><li>2 Stangen Sellerie, in Stücke geschnitten</li><li>1 Tasse Kürbis, geschält und gewürfelt</li><li>1 Pfund Putenbrust</li><li>1 Dose geschälte Tomaten</li><li>Kochzeit auf 1 Stunde reduziert</li></ul>
Zubereitung	<ul><li>Das Putenfleisch in kleine Würfel schneiden und mit der Hautseite nach unten in einem auf starke Hitze vorgeheiztem Topf anbraten, bis das Fett freigesetzt wird. Das Fleisch umdrehen und Lauch und Sellerie hinzugeben. Rühren und den Thymian, Oregano und Gemüse-Würzmischung hinzufügen. Gut umrühren, bis alles gut vermischt ist.</li><li>Jetzt die Kürbis-Würfel, Karotten, Zimtstange, Tomaten, Wasser oder Gemüsebrühe in einem Topf auf mittlerer Stufe ca. 2-3 Stunden oder für 6-8 Stunden bei geringer Hitze köcheln lassen.</li><li>Ein paar Minuten vor dem Servieren etwas Linsen und Mungbohnensprossen hinzugeben und die Zimtstange entfernen. Sofort servieren und genießen.</li></ul>		

Nährwerte

Kalorien	284	252	254
Fett	10g	9g	4g
Kohlen-hydrate	24g	25g	44g
Protein	25g	21g	15g
Zubereitungszeit: 15 Minuten Portionen: 4			

Knuspriger Hühnersalat oder Auflauf

	Protein-Typ	Mischform	Kohlenhydrat-Typ
Zutaten	• 2 EL Frühlingszwiebeln, gehackt • 1 Tasse Jicama-Wurzel, geschält und in Stäbchen geschnitten • 2 TL Zitronensaft • ½ TL Meersalz • ½ TL schwarzer Pfeffer, frisch gemahlen • 3 Spritzer Angosturabitter (optional) • Kopfsalatblätter und Spinatblätter (optional)		
	• 4 Tassen gekochte Hühnerfleischreste (dunkles Fleisch) • 3 Tassen Sellerie, grob gewürfelt • ⅓ Tasse Walnüsse, grob gehackt • ⅔ Tasse Mayonnaise	• 3 Tassen gekochte Hühnerfleischreste • 2 Tassen Sellerie, grob gewürfelt • ¼ Tasse Walnüsse, grob gehackt • ⅔ Tasse Mayonnaise	• 2 Tassen gekochte Hühnerfleischreste (Weißes Fleisch) • 2 Tassen Sellerie, grob gewürfelt • 2 EL Walnüsse, grob gehackt • 2 EL Petersilie, grob geschnitten • ⅓ Tasse Mayonnaise und ⅓ Tasse fettarmer Joghurt
Zubereitung	• In einer großen Schüssel oder leicht eingefetteten Auflaufform alle Zutaten gut vermischen. • Falls das Gericht als Salat serviert werden soll, entweder direkt servieren oder in den Kühlschrank stellen und auf einem Beet aus Salatblättern servieren. • Soll das Gericht als Auflauf serviert werden, den Backofen auf 180° C vorheizen. Das Huhn in eine leicht eingefettete Auflaufform geben. Etwa 1 TL Gomasio oder Parmesankäse darauf streuen und 15-18 Minuten lang backen, bis das Fleisch gut durch ist.		

Nährwerte

Kalorien	260	197	170
Fett	14g	10g	7g
Kohlen-hydrate	6g	5g	9g
Protein	27g	22g	22g

Zubereitungszeit: 10 Minuten Portionen: 5

Brathähnchen Grundrezept

	Protein-Typ	Mischform	Kohlenhydrat-Typ
Zutaten	• 1 EL Bio-Butter, weich • 1 mittelgroße Knoblauchzehe, fein gehackt • ¾ TL Meersalz • 4-5 schwarzer Pfeffer, frisch gemahlen • 2 TL Thymianblätter		
	• 3-4 kg Hühnerfleisch (dunkles Fleisch wie beispielsweise Schenkel)	• 3-4 kg Hühnerfleisch (halb helles, halb dunkles Fleisch wie z.B. Schenkel)	• 3-4 kg Hühnerfleisch (weißes Fleisch wie z.B. Brust)
Zubereitung	• Ofen auf 180° Celsius vorheizen, Hühnchen gut waschen und fettige Teile entfernen. • In einer kleinen Schüssel die Butter, gehackten Knoblauch, Salz, Pfeffer und Thymianblätter vermischen und die Außenseite der Hähnchenteile gut damit einreiben. Das Hähnchen mit der Brust nach unten auf ein Backblech legen • Ohne Deckel ungefähr 1 ½ Stunden lang grillen (ca. 20 Minuten pro Pfund), immer wieder mit Fett begießen. Sobald sich die Schenkel leicht lösen lassen, das Hähnchen aus dem Backofen holen. Alles aus dem Backblech herausholen und abgedeckt ca. 5-10 Minuten ruhen lassen. Falls gewünscht, kann aus dem Bratensaft eine Soße angerichtet werden, beispielsweise mit 1 ½ TL Pfeilwurz, aufgelöst in zwei Tassen Wasser. • Das Hähnchen in kleine Teile schneiden und zusammen mit der Soße servieren. Die Haut vor dem Essen entfernen. Das übrige Fleisch kann von den Knochen entfernt werden und während der kommenden Woche als Grundlage für weitere Rezeptideen verwendet werden.		

Nährwerte

Kalorien	232	215	196
Fett	11g	8g	5g
Kohlen-hydrate	0g	0g	0g
Protein	31g	33g	35g

Zubereitungszeit: 75 Minuten Portionen: 10

Klassisches Cornell BBQ-Hähnchen

	Protein-Typ	Mischform	Kohlenhydrat-Typ
Zutaten	• 5 Portionen dunkles Hühnerfleisch • 2 Tassen Cornell BBQ Sauce	• 4 Hähnchenhälften • 1 ½ Tassen Cornell BBQ Sauce	• 3 Portionen weißes Hähnchenfleisch • 1 Tasse Cornell BBQ Sauce
Zubereitung	• Die einzelnen Hähnchenteile in der BBQ Sauce marinieren und bis zu 8 Stunden ziehen lassen (immer wieder wenden). • Grill oder Ofen vorheizen. Grillen ist definitiv die beste Zubereitungsart. Das Hühnchen kochen und immer wieder großzügig mit BBQ Sauce einreiben. Die Hähnchenhälften ebenfalls immer wieder umdrehen. Auf dem Grill dauert das Hähnchen ungefähr 1 ½ Stunden bis es weich ist und eine dunkelbraune Farbe aufweist. • Jede Hähnchenhälfte in 2-3 kleine Portionen schneiden, je nachdem wie hungrig man ist. Vier Hähnchenhälften reichen normalerweise für 8-10 Personen, wenn sie nicht gerade enormen Hunger haben. Das Gericht sofort servieren. • Das Hühnchen kann auch im Ofen vorbereitet werden, wodurch sich die Kochzeit reduziert. Allerdings kann man das Ergebnis nicht mit dem vergleichen, welches man mit einem Grill erhält. Sollte nach dem Essen noch etwas übrig sein, kann das Gericht auch später kalt gegessen werden.		

Nährwerte

Kalorien	275	260	239
Fett	16g	13g	10g
Kohlen-hydrate	1g	1g	1g
Protein	31g	33g	35g

Zubereitungszeit: 95 Minuten Portionen: 8-10

Hähnchen Piccata

	Protein-Typ	Mischform	Kohlenhydrat-Typ
Zutaten	• ½ Tasse Mandelmehl, blanchiert • ½ TL Meersalz • ½ TL Allzweck-Küchenmischung • 5 EL Traubenkernöl • ¼ Tasse Zitronensaft • 1 Tasse Hühnerbrühe • ¼ Tasse Kapern • ¼ Tasse Petersilie, frisch gehackt		
	• Ca. 670 g Hähnchenschenkel • 5 EL extra natives Olivenöl	• Ca. 670 g Hähnchenbrust und Oberschenkel • 5 EL extra natives Olivenöl	• Ca. 670 g Hähnchenbrust • 3 EL extra natives Olivenöl
Zubereitung	• Die Hähnchenbrustfilets waschen, trocken tupfen und vorsichtig waagerecht halbieren, sodass 4 dünne Schnitzel entstehen. Wenn die Stücke zu groß sind, einfach erneut halbieren. • Die Hähnchenteile zwischen zwei Stücke Pergamentpapier legen und mit einer schweren Pfanne so lange darauf klopfen, bis das Fleisch nur noch ca. 1. cm dick ist. • Mehl, Salz und Allzweck-Würzmischung miteinander vermischen. • Die Hähnchenteile gut in Wasser abwaschen und durch die Panade ziehen. • Olivenöl und 2 EL Traubenkernöl bei mittlerer bis hoher Hitze in einer großen Pfanne anbraten. Die Hähnchenteile jeweils für 3 Minuten pro Seite anbraten, bis sie leicht braun werden. • Den Vorgang so lange wiederholen, bis alle Hähnchenteile gebraten sind. • Die Hähnchenteile auf einen Teller geben und im Backofen warm stellen, während die Sauce angerichtet wird. • Zitronensaft, Hühnerbrust und Kapern in die Pfanne geben und so lange köcheln lassen, bis eine leicht braune Sauce entsteht. Mit einem Küchenschaber aus Metall das Fleisch von der Pfanne trennen, sollte es kleben bleiben. • Die Sauce so lange köcheln lassen, bis sie auf die Hälfte reduziert ist und dann das Traubenkernöl hinzugeben. • Das aufgewärmte Hühnchen aus dem Ofen holen, mit Sauce begießen und mit etwas Petersilie garnieren.		

Nährwerte

Kalorien	284	225	190
Fett	14g	11g	7g
Kohlen-hydrate	8g	8g	8g
Protein	28g	26g	30g

Zubereitungszeit: 30 Minuten Portionen: 4-6

Gebratenes Hähnchen

	Protein-Typ	Mischform	Kohlenhydrat-Typ
Zutaten	• 5 Knoblauchzehen, fein gehackt • 4 EL Fischsauce • 4 ½ EL frischer Limettensaft • ½ Tasse Hühnerbrühe • 4-5 Frühlingszwiebeln, fein gehackt • 1 ½ Dose Brokkoli-Mischung (Broccoli Slaw) • 3 mittelgroße Möhren, in Streifen geschnitten		
	• Ca. 900 g dunkles Hühnerfleisch, in Stücke geschnitten • 5 EL Kokosöl • 3 EL frische Petersilie, gehackt	• Ca. 900 g dunkles Hühnerfleisch, in Stücke geschnitten • 4 EL Kokosöl • 5 EL frische Petersilie, gehackt	• Ca. 900 g weißes Hühnerfleisch, in Stücke geschnitten • 2 EL Kokosöl • 5 EL frische Petersilie, gehackt
Zubereitung	• Wok oder tiefe, schwere Porzellanpfanne auf mittlerer Stufe erhitzen. Knoblauch in Kokosöl anbraten bis er gläsern wird. • Hühnerfleisch hinzugeben und 3 Minuten lang anbraten, bis es leicht braun wird. • Fischsauce und Zitronensaft und Hühnerbrühe hinzugeben. Das Huhn ca. 5-8 Minuten in der Brühe kochen lassen, bis Hühnchen durch und die Brühe verdampft ist. • Broccoli Slaw und Karotten hinzugeben, erneut kochen lassen, bis eine weiche Textur entsteht. • Mit Frühlingszwiebeln und Petersilie garnieren.		

Nährwerte

Kalorien	314	293	284
Fett	9,8g	7g	4g
Kohlen-hydrate	29g	29g	27g
Protein	30g	28g	26g

Zubereitungszeit: 15 Minuten Portionen: 3

Pilzomelett mit Kefir

	Protein-Typ	Mischform	Kohlenhydrat-Typ
Zutaten	• 2 EL Kefir • Cheddar-Käse (je nach Geschmack) • Je eine Prise Meersalz und schwarzer Pfeffer		
	• 2 EL extra natives Olivenöl oder Bio-Butter • 6 Eier • 4-5 Pilze	• 2 EL extra natives Olivenöl oder Bio-Butter • 5 Eier • 2-3 Pilze	• 1 EL extra natives Olivenöl oder Bio-Butter • 4 Eier • 2 Pilze
Zubereitung	• Eier und Kefir in einer Schüssel vermischen und gut salzen und pfeffern. • Pilze in dünne Streifen schneiden und bei hoher Temperatur in Butter oder Olivenöl anbraten, bis sie eine goldene Färbung erhalten. • Ofen auf mittlere Hitze herunter drehen und Eier-Kefir-Mischung hinzugeben. Gleichmäßig verrühren. • Wenn das Omelett fast fertig ist und nur noch sehr wenig rohe Eimasse aufweist, den Cheddar hinzufügen. Hitze wegnehmen und das Rührei mit einem Pfannenwender vorsichtig von der Pfanne lösen und auf dem Teller in der Mitte zusammenklappen. • Sofort servieren		

Nährwerte

Kalorien	311	300	290
Fett	26g	23g	15g
Kohlen-hydrate	5g	5g	3g
Protein	15g	15g	11g

Zubereitungszeit: 6 Minuten Portionen: 2

Orangenhuhn mit Oliven

	Protein-Typ	Mischform	Kohlenhydrat-Typ
Zutaten	• 2 TL Paprikapulver • 2 Knoblauchzehen, gehackt • 2 EL Sherry-Essig • 1 Orange • ¼ Tasse Petersilie, fein gehackt • ½ Tasse schwarze Oliven, entkernt (vorzugsweise marokkanischen, in Öl eingelegte Oliven oder griechische Kalamata) • ¼ TL Paprikaflocken		
	• ½ kg Hühnerschenkel, in Würfel geschnitten • 4 EL extra natives Olivenöl	• ½ kg Hühnerbrust oder Schenkel, gewürfelt • 4 EL extra natives Olivenöl	• ½ kg Hühnerbrust, gewürfelt • 1 EL extra natives Olivenöl
Zubereitung	• Paprika, Knoblauch, Olivenöl und Essig verquirlen. • Das Huhn leicht salzen. Die Hälfte der Vinaigrette über das Huhn gießen. • Huhn bei höchster Stufe auf einem Grill ca. 10-12 Minuten lang grillen. • inzwischen die Orange schneiden und so viel weißes Material entfernen wie nur möglich. Fruchtfleisch in kleine Stücke schneiden. • In einer Schüssel die Orangenstücke, Petersilie, Oliven und rote Paprika vermischen. • Das Huhn hinzugeben und mit der restlichen Vinaigrette übergießen. • Kalt oder bei Zimmertemperatur servieren.		

Nährwerte

Kalorien	340	296	225
Fett	22g	18g	13g
Kohlenhydrate	6g	5g	3g
Protein	53g	40g	35g

Zubereitungszeit: 20 Minuten Portionen: 4

Buttrige Eier mit Lauch

	Protein-Typ	Mischform	Kohlenhydrat-Typ
Zutaten	• 2 EL Kefir • Cheddar-Käse (je nach Geschmack) • Je eine Prise Meersalz und schwarzer Pfeffer • 2-3 große oder mittelgroße Lauchstangen		
	• 8 Eier • 2-4 Scheiben gekochter Speck, zerbröckelt • 3 EL Bio-Butter	• 6 Eier • 2-4 Scheiben gekochter Speck, zerbröckelt • 2 EL Bio-Butter	• 4 Eier • 1-2 Scheiben Schinken, gekocht • 1 EL Bio-Butter
Zubereitung	• Die dunkelgrünen Spitzen der Lauchstangen abschneiden und die hellgrünen/weißen Teile der Länge nach in Stücke schneiden. Den Lauch gut abwaschen und und kreuzweise in Streifen schneiden. • 2 EL Butter in einer Pfanne bei mittlerer Hitze zum Schmelzen bringen, Lauch hinzugeben und ein paar Minuten unter sanftem Rühren anbraten. Deckel auf die Pfanne und den Lauch für weitere 8-10 Minuten kochen lassen. • Hitze etwas zurücknehmen und gelegentlich umrühren; wenn Lauch braun wird ist das völlig in Ordnung, Hauptsache er wird schön weich. • Während der Lauch kocht, die Eier mit 1 EL Kefir vermengen und gut salzen und pfeffern. • Die restliche Butter in einer weiteren Pfanne bei geringer Hitze erwärmen und die Eier hinzugeben. Hitze auf niedriger Stufe halten und die Eier unter ständigem Rühren kochen lassen, so dass sie nicht braun werden. • Hitze wegnehmen wenn die Rühreier noch weich sind und auf zwei Teller verteilen. • Die restlichen 2 TL Kefir in die Pfanne mit dem Lauch hinzugeben und falls gewünscht etwas salzen. Den Lauch über das Rührei geben und mit etwas zerbröckeltem Schinken/Speck garnieren.		

Nährwerte			
Kalorien	350	330	312
Fett	29g	27g	22g
Kohlen-hydrate	10g	8g	6g
Protein	17g	17g	15g
Zubereitungszeit: 15 Minuten Portionen: 2			

Omelett mit Fenchel und Oliven

	Protein-Typ	Mischform	Kohlenhydrat-Typ
Zutaten	• 1 Fenchelknolle, in dünne Scheiben geschnitten (Stiel entfernt) • 2-3 Knoblauchzehen • ½ Tasse frischer Basilikum, fein gehackt • ½ Tasse Oliven, entkernt • Meersalz nach Geschmack • Feta oder Ziegenkäse (optional)		
	• 4 EL extra natives Olivenöl • 2 Tomaten, gehackt • 8 Eier, verquirlt	• EL extra natives Olivenöl • 2 Tomaten, gehackt • 6 Eier, verquirlt	• EL extra natives Olivenöl • 3 Tomaten, gehackt • 4 Eier, verquirlt
Zubereitung	• 2 Esslöffel Olivenöl in einer Pfanne auf mittlere Stufe erhitzen, den Fenchel hinzufügen und leicht anbraten, bis er sich braun verfärbt. • Knoblauch und Tomaten hinzufügen und für weitere 5 Minuten anbraten. • In einer Schüssel die Oliven und den Basilikum vermischen. • Das restliche Olivenöl erhitzen und die Hälfte der verquirlten Eier hinzugeben. • In aufgewärmte Pfanne restliche zugeben und die Hälfte der geschlagenen Eier . • Nach ungefähr 3 Minuten wenn die Eier fast fertig sind, die Hälfte der Tomatenmischung auf eine Seite des Omeletts gießen. • Mit einem Küchenschaber die andere Hälfte darüber klappen. • Eine weitere Minute lang braten und das Omelett auf eine Platte geben. • Den gesamten Vorgang wiederholen, falls weitere Omeletts gewünscht sind.		

Nährwerte

Kalorien	285	274	260
Fett	20g	18g	15g
Kohlenhydrate	8g	6,5g	5g
Protein	16g	15g	13g

Zubereitungszeit: 20 Minuten Portionen: 2

Frühstücksburrito

	Protein-Typ	Mischform	Kohlenhydrat-Typ
Zutaten	• ¼ Tasse grüne Chilischoten aus der Dose, gewürfelt • ¼ Tasse Koriander, fein gehackt • ¼ Tasse gekochtes Fleisch (Steak in Scheiben geschnitten, Hackfleisch oder Hühnerfleisch) • 1 Avocado, in kleine Stücke geschnitten • Scharfe Sauce oder Salsa als Beilage (optional)		
	• 6 Eier, Eiweiß und Eigelb getrennt • ½ Zwiebel, fein gehackt • 1 Tomate, fein gehackt • ½ rote Paprika, in Streifen geschnitten	• Eier, Eiweiß und Eigelb getrennt • ½ Zwiebel, fein gehackt • 1-2 Tomaten, fein gehackt • 1 rote Paprika, in Streifen geschnitten	• Eier, Eiweiß und Eigelb getrennt • 1 Zwiebel, fein gehackt • Tomaten, fein gehackt • 1 rote Paprika, in Streifen geschnitten
Zubereitung	• Eiweiß aufschlagen. • Leicht eingeölte Pfanne erhitzen. Die Hälfte des Eiweißes in die Pfanne geben, leicht schwenken, so dass sich das Eiweiß gleichmäßig verteilt. • Nach etwa 30 Sekunden Deckel auf die Pfanne geben und etwa 1 Minute kochen. • Mit einem Gummischaber das Eiweiß-„Burrito" herausnehmen und auf eine Platte legen. • Den Vorgang mit dem restlichen Eiweiß wiederholen. • In der selben Pfanne Zwiebeln anbraten, dann Tomaten, grüne Chilischote. Grüne Paprika, Koriander und Fleisch hinzugeben. • Mit einem Schneebesen das Eigelb aufschlagen und in die Pfanne geben, mit den anderen Zutaten gut vermischen. • Avocado erst zum Schluss hinzufügen und die Füllung mit einem Löffel auf jedem Eiweiß „Burrito" verteilen. • Die Eiweiß-„Burrito" zurollen und zusammen mit der scharfen Sauce oder der Salsa servieren.		

Nährwerte

Kalorien	254	238	220
Fett	6g	5g	4g
Kohlen-hydrate	22g	22g	20g
Protein	30g	30g	15g

Zubereitungszeit: 25 Minuten Portionen: 2

Blumenkohl "Arroz con Pollo"

	Protein-Typ	Mischform	Kohlenhydrat-Typ
Zutaten	<ul><li>1 EL extra natives Olivenöl</li><li>1 Jalapeño, fein gehackt</li><li>2 Knoblauchzehen, fein gehackt</li><li>1 Dose geschälte Tomaten</li><li>1 Tasse Hühnerbrühe</li><li>½ TL Safranfäden</li><li>1 TL Kreuzkümmel</li><li>1 TL Meersalz</li><li>1 ganzer Blumenkohl, gerieben</li><li>2 Tassen gefrorene Erbsen</li></ul>		
	<ul><li>Ca. 1 kg Hähnchenschenkel ohne Knochen, in kleine Würfel oder Streifen geschnitten</li><li>½ Zwiebel, fein gehackt</li><li>½ grüne Paprika, gehackt oder in Streifen geschnitten</li><li>½ rote Paprika, gehackt oder in Streifen geschnitten</li></ul>	<ul><li>Ca. 1 kg Hähnchenschenkel und Hähnchenbrust ohne Knochen, in kleine Würfel oder Streifen geschnitten</li><li>1 Zwiebel, fein gehackt</li><li>½ grüne Paprika, gehackt oder in Streifen geschnitten</li><li>1 rote Paprika, gehackt oder in Streifen geschnitten</li></ul>	<ul><li>Ca. 1 kg Hähnchenbrust ohne Knochen, in kleine Würfel oder Streifen geschnitten</li><li>1 Zwiebel, fein gehackt</li><li>½ grüne Paprika, gehackt oder in Streifen geschnitten</li><li>1 rote Paprika, gehackt oder in Streifen in Streifen</li></ul>
Zubereitung	<ul><li>Wenn Sie eine Küchenmaschine besitzen, können Sie sich Zeit sparen, indem die Zwiebeln, Jalapeño, Knoblauch und Paprika zusammen verarbeitet werden. Auch den Blumenkohl kann man mit einer Küchenmaschine ebenfalls sehr einfach bearbeiten.</li><li>In einem hohen Topf Öl auf mittlere Stufe erhitzen und das Hähnchen dazugeben. 4-6 Minuten lang kochen, bis das Hähnchen leicht braun wird.</li><li>Falls nötig etwas mehr Öl hinzugeben, danach Zwiebeln, Knoblauch, Jalapeño und Paprika hinzufügen und ein paar Minuten weiter kochen lassen.</li><li>Jetzt die Tomaten mit Saft, Brühe, Safranfäden, Kreuzkümmel, Salz und den Blumenkohl hinzugeben und gut umrühren.</li><li>Deckel auf den Topf und 10 Minuten lang köcheln lassen, Jetzt Erbsen hinzugeben und noch ein paar Minuten köcheln lassen.</li></ul>		

Nährwerte

Kalorien	257	249	238
Fett	10g	9,5g	8g
Kohlen-hydrate	28g	25g	20g
Protein	13g	13g	15g

Zubereitungszeit: 30 Minuten Portionen: 4

Hähnchen-Spieße mit Chili und Knoblauch

	Protein-Typ	Mischform	Kohlenhydrat-Typ
Zutaten	• 6 Holzspieße, 30 Minuten lang in kalten Wasser eingeweicht • 2 EL extra natives Olivenöl • 1 TL rote Chilis, entkernt und fein gehackt • 4 Knoblauchzehen, fein gehackt • 6 EL Zitronensaft		
	• 2 Hähnchenschenkel, gewürfelt	• 1 Hähnchenbrust, gewürfelt • 1 Hähnchenschenkel, gewürfelt	• 2 Hähnchenbrüste,, gewürfelt
Zubereitung	• Umluftherd auf 180° C vorheizen oder einen BBQ-Herd auf höchste Stufe stellen. • Um die Chili-Knoblauch-Sauce herzustellen, geben Sie das Öl, Chilis, Knoblauch und den Zitronensaft in eine Schale. Lassen Sie das Ganze ein paar Minuten ziehen. • Die gewürfelten Hähnchenteile aufspießen und auf ein mit Backpapier ausgelegtes Backblech legen. Die Chili-Knoblauch-Sauce über das Hähnchen geben und gut einreiben. • Die Spieße 30-40 Minuten lang in den Backofen, bis das Hähnchen schön durch ist. Falls ein BBQ-Grill verwendet wird, reduziert sich die Kochzeit auf 5-6 Minuten pro Seite. Servieren und genießen.		

Nährwerte

Kalorien	153	149	145
Fett	2.5g	2g	1,4g
Kohlenhydrate	7g	6,8g	6,4g
Protein	27g	27g	26,5g

Zubereitungszeit: 45 Minuten Portionen: 2

Hähnchen Larb-Gai

	Protein-Typ	Mischform	Kohlenhydrat-Typ
Zutaten	• 1 EL Öl • 1 Chili, gehackt • 1 Knoblauchzehe, fein gehackt • 1 Tasse Hühnerbrühe • ½ TL rote Currypaste • 2 TL Fischsauce, oder 1 TL Meersalz • 4 EL Zitronensaft • ½ Tasse Minze, fein gehackt • 1 Bund Koriander, fein gehackt • 1 rote Zwiebel, fein geschnitten		
	• 3 Hähnchenschenkel	• 2 Hähnchenbrüste • 1 Hähnchenschenkel	• 3 Hähnchenbrüste
Zubereitung	• Das Hähnchenfleisch in einer Küchenmaschine zerhacken. • Öl in einer großen Pfanne auf mittlerer Stufe erhitzen. Chili und Knoblauch eine Minute lang anbraten. Das Hähnchen dazugeben und so lange braten, bis auch die größten Teile durch sind. • Die Hühnerbrühe hinzugeben und weitere 8-10 Minuten köcheln lassen, bis die Flüssigkeit sich reduziert hat. Jetzt Currypaste, Fischsauce (oder Meersalz) und Zitronensaft hinzugeben und für weitere 2-3 Minuten köcheln lassen. • Pfanne von der Platte entfernen und Minze, Koriander und Zwiebeln hinzugeben und gut mischen. • Das Ganze 2 Minuten lang abkühlen lassen, bevor es serviert wird.		

Nährwerte

Kalorien	171	165	156
Fett	3g	2,2g	1,5g
Kohlen-hydrate	12g	12g	10g
Protein	25g	25g	25g
Zubereitungszeit: 20 Minuten Portionen: 3			

Hähnchenschnitzel in Haselnusspanade

	Protein-Typ	Mischform	Kohlenhydrat-Typ
Zutaten	• ⅔ Tasse Haselnüsse, gemahlen • Meersalz zum Abschmecken		
	• 2 Hähnchenschenkel • 2 Eier, verquirlt	• 1 Hähnchenbrust • 1 Hähnchenschenkel • 1 Ei, verquirlt	• 2 Hähnchenbrüste, • 1 Ei, verquirlt
Zubereitung	• Backofen auf 175 °C vorheizen. • Die Hähnchenstücke zwischen 2 Frischhaltefolien legen und mit einem Fleischklopfer oder dem Ende eines Teigrollers kräftig bearbeiten, bis das Fleisch ca. 1 cm dick ist. • Das verquirle Ei in eine mittelgroße Schale geben und die gemahlenen Haselnüsse auf einen großen Teller. Jedes Hähnchenstück in das verquirle Ei legen bis es vollständig bedeckt ist und dann in die gemahlenen Haselnüsse geben. • Die ummantelten Hähnchenteile auf ein mit Backpapier ausgelegtes Backblech geben und für 30-40 Minuten in den Ofen schieben, bis das Hähnchen gut durch ist. • Mit einem Salatteller oder gedünstetem Gemüse servieren.		

Nährwerte

Kalorien	150	146	142
Fett	3.1g	2,3g	1,2g
Kohlen-hydrate	19.3g	17,3g	15,7g
Protein	14.8g	13,5g	11,5g
Zubereitungszeit: 50 Minuten Portionen: 2			

Hähnchen-Satays mit Koriander und Chili

	Protein-Typ	Mischform	Kohlenhydrat-Typ
Zutaten	• 6 Holzspieße, 30 Minuten in kaltem Wasser eingeweicht. • Marinade: • 1 EL extra natives Olivenöl • ¼ Tasse Zitronensaft • 1 Zwiebel, gehackt • 2 Knoblauchzehen • 1 Tasse Korianderblätter, frisch • 1 EL Kurkuma, gemahlen • 1 EL Chiliflocken • 1 EL Garam Masala • 1 EL Koriandersamen, gemahlen		
	• 2 Hähnchenschenkel, gewürfelt	• 1 Hähnchenbrust, gewürfelt • 1 Hähnchen Oberschenkel, gewürfelt	• 2 Hähnchenbrüste, gewürfelt
Zubereitung	• Olivenöl, Zitronensaft, Zwiebel, Knoblauchzehen, Koriander, Kurkuma, Garam Masala und Koriander-Samen in eine Küchenmaschine geben und auf hoher Stufe gut mischen, bis sich eine glatte Textur gebildet hat. • Das Hühnerfleisch auf die Holzspieße stecken und in eine Schale legen. Die Marinade über das Hähnchen gießen und die Holzspieße immer wieder umdrehen, bis das ganze Fleisch bedeckt ist. Die Schale abdecken und für 1-2 Stunden in den Kühlschrank stellen. • Die Hähnchenspieße auf ein mit Backpapier ausgelegtes Backblech legen und erneut mit Marinade bestreichen. Das Ganze 20-30 Minuten lang backen, bis das Hähnchen durch ist. Servieren und genießen.		

Nährwerte

Kalorien	190	183,5	175
Fett	7g	5,2g	4g
Kohlenhydrate	8g	8g	7g
Protein	23g	21,3g	20g

Zubereitungszeit: 120 Minuten Portionen: 2

Gegrilltes Hähnchen nach karibischer Art

	Protein-Typ	Mischform	Kohlenhydrat-Typ
Zutaten	• 6 EL karibisches Jerk-Gewürz • 6 EL gehackter Knoblauch oder Knoblauchpulver • 6 EL Zwiebeln, gehackt • 6 EL getrockneten, gehackten Zwiebeln oder Zwiebelpulver • 2 EL Piment • 1 EL getrocknete Chipotle oder rote Paprika • 2 ungarische Paprika • 1 Packung Stevia Plus / oder anderes Süßungsmittel • 1 EL getrockneter, organischer Zuckerrohrsaft • 2 EL Thymianblätter • 2 EL Zimt, gemahlen • 2 TL Muskatnuss, gerieben • 1 ½ TL Habanera, gemahlen • Schale von 2 Zitronen (ohne weißen Teil). Kann in einem Behälter im Kühlschrank bis zu einem Monat aufbewahrt werden.		
	• 2 Hähnchenhälften, dunkles Fleisch • 1 EL Kokosöl oder Bio-Butter	• 2 Hähnchenhälften, weißes und dunkles Fleisch • 1 EL Kokosöl oder Bio-Butter	• 2 Hähnchenhälften, weißes Fleisch • ½ EL Kokosöl oder Bio-Butter
Zubereitung	• Grill vorheizen. • Die Hähnchenhälften leicht mit Öl beträufeln und mit dem karibischen Jerk-Gewürz würzen. • Ab auf den Grill damit, immer wieder wenden bis das Hähnchen schön zart ist, was ca. 1-1,5 Stunden dauern wird.		

Nährwerte

Kalorien	232	215	196
Fett	11g	8g	5g
Kohlen-hydrate	0g	0g	0g
Protein	31g	33g	35g

Zubereitungszeit: 90 Minuten Portionen: 5

Schnell zubereitete Truhthahn-Frikadellen

	Protein-Typ	Mischform	Kohlenhydrat-Typ
Zutaten	• 1¼ TL Meersalz oder Celtic-Meersalz • 4-6 Portionen schwarzer Pfeffer, gemahlen • ¼ Tasse Zitronensaft • 4 TL frisch gehackter oder 2 TL getrockneter Rosmarin		
	• EL grünen Oliven, in Scheiben geschnitten • 570 g Putenschenkel, entbeint • 4 TL Bio-Butter oder Kokosöl	• 2 EL grünen Oliven, in Scheiben geschnitten • 570 g Putenschenkel, entbeint • TL Bio-Butter oder Kokosöl	• 2 EL Kapern • 675 g Putenschenkel, entbeint • 2 TL Bio-Butter oder Kokosöl
Zubereitung	• Das Fleisch zwischen Pergamentpapier oder Plastikbeutel legen und mit einem flachen Messer oder einem Fleischklopfer kräftig klopfen, bis es hauchdünn ist. Etwas Salz und Pfeffer darüber streuen. • Eine große Bratpfanne auf mittlere Hitze aufheizen, die Butter hinzugeben und das Fleisch kurz anbraten, bis es eine braune Farbe aufweist. Gelegentlich wenden und für eine weitere Minute kochen. • Etwas mit Rosmarin, Zitronensaft und Oliven würzen. Ein paar Minuten weiter anbraten und dann aus der Pfanne nehmen. • Die Sauce erhitzen und mit Brühe ablöschen, bis die Sauce sich auf etwa 2 EL reduziert hat. Soße über das Fleisch gießen und sofort servieren.		

Nährwerte

	Protein-Typ	Mischform	Kohlenhydrat-Typ
Kalorien	387	275	210
Fett	15g	13g	6g
Kohlen-hydrate	5g	4g	4g
Protein	50g	36g	36g

Zubereitungszeit: 10 Minuten Portionen: 4

Cäsarsalat mit gegrilltem Hähnchen

	Protein-Typ	Mischform	Kohlenhydrat-Typ
Zutaten	• ½ TL Gemüse-Würzmischung oder Mrs. Dash • ½ TL schwarzer Pfeffer, frisch gemahlen		
	• 1,4 kg Bio-Hähnchenschenkel • Tassen Spinat, zerkleinert • 2 Tassen Sellerie, gehackt • ¼ Tasse Dressing für Cäsarsalat • ¼ Tasse Parmesan oder • Romanokäse, gerieben • 1 EL Kapern	• 2 ganze Hähnchenbrüste und 2 Schenkel • 1 großer Kopf Römersalat, zerkleinert • ¼ Tasse Dressing für Cäsarsalat • ¼ Tasse Parmesan oder Romanokäse, gerieben • 1 EL Kapern	• 2 ganze Hähnchenbrüste, geteilt • 1 großer Kopf Römersalat, zerkleinert • 2 Tassen Dressing für Cäsarsalat • 2 Tassen Parmesan oder Romanokäse, gerieben • 2 EL Kapern
Zubereitung	• Bratrost vorheizen. Die Hähnchenbrüste in 2 Hälften teilen und Schenkel kreuzweise ca. 2.5 cm dick einschneiden. Etwas mit Pfeffer würzen. Die Hähnchenteile auf dem Bratrost für 3-4 Minuten goldbraun braten. Aus dem Ofen nehmen und abkühlen lassen. • In der Zwischenzeit den Salat waschen und abtropfen lassen. In große Stücke zerkleinern und in eine Salatschüssel geben. • Die restlichen Zutaten außer 2 EL Käse mit dem Salat vermischen. Die Hähnchenstücke und den restlichen Käse als Krönung auf den Salat geben.		

Nährwerte

Kalorien	300	265	200
Fett	20g	11g	6g
Kohlen-hydrate	8g	9g	5g
Protein	22g	32g	30g

Zubereitungszeit: 10 Minuten Portionen: 4

Gebratener Tomatillo-Putensalat

	Protein-Typ	Mischform	Kohlenhydrat-Typ
Zutaten	• 1 Tasse Jicama, gewürfelt • ½ Tasse Brokkolistiele, fein gehackt • 2 Schalotten oder grüne Zwiebeln, in Scheiben geschnitten • ½ Tasse Koriander oder Italienische Petersilie, gehackt • 3 EL Zitronensaft • ½ Tasse grüne Oliven-Tomatillo-Salsa • 4-5 Portionen schwarzer Pfeffer, frisch gemahlen		
	• 4 Tassen Freiland-Truthahn, mit Knochen, dunkles Fleisch, geschnitten • 1 ½ Tassen Sellerie, fein gehackt • 1/3 Tasse gefüllte Pimentoliven, gehackt	• 3 Tassen Freiland-Truthahn, mit Knochen, dunkles Fleisch, geschnitten • ½ Tasse Sellerie, fein gehackt • ¼ Tasse gefüllte Pimentoliven, gehackt	• 2 Tassen Freiland-Truthahn, mit Knochen, dunkles Fleisch, geschnitten
Zubereitung	• Das gekochte Truthahnfleisch, Jicama, Sellerie, Brokkoli, Frühlingszwiebeln, Oliven, Koriander und Petersilie in einer großen Schüssel vermengen. • Den Zitronensaft in die grüne Oliven-Tomatillo-Salsa geben und das Ganze über den Salat gießen. Gut vermischen. • Auf Kopfsalatblättern servieren.		

Nährwerte

Kalorien	388	299	233
Fett	24g	14g	9g
Kohlen-hydrate	12g	11g	8g
Protein	40g	32g	21g

Zubereitungszeit: 5   Minuten Portionen: 4

Truthahnburger mit Estragon

	Protein-Typ	Mischform	Kohlenhydrat-Typ
Zutaten	• 1 EL Estragonblätter, frisch oder getrocknet • ½ TL „Spike" Würzmischung oder Meersalz • 3 x schwarzer Pfeffer, frisch gemahlen • 2 große Eier		
	• 570 g Bio-Putenhackfleisch • 1 EL Dijon-Senf • ½ Tasse Sellerie, fein gehackt • ¼ Tasse rote Zwiebeln, gehackt	• 450 g Bio-Putenhackfleisch • 2 EL Dijon-Senf • ½ Tasse Zucchini, fein gehackt • ¼ Tasse rote Zwiebeln, gehackt	• 450 g Bio-Putenhackfleisch • 3 EL Dijon-Senf • ¾ Tasse Zucchini, fein gehackt • ½ Tasse rote Zwiebeln, gehackt
Zubereitung	• Bratrost/Grill vorheizen. • In einer Schüssel das Putenhackfleisch, Zucchini, Zwiebeln, Estragon, Senf, Spike Würzmischung, Pfeffer und Ei vermengen. • Das Hackfleisch in Frikadellen formen und auf ein Grillblech legen. Bei mittlerer Hitze für 5 Minuten pro Seite braten, bis die Burger schön knusprig sind. • Sofort servieren.		

Nährwerte

Kalorien	259	216	221
Fett	14g	12g	12g
Kohlen-hydrate	2g	2g	3g
Protein	28g	23g	24g

Zubereitungszeit: 15 Minuten Portionen: 4

Einfache gefüllte Eier

	Protein-Typ	Mischform	Kohlenhydrat-Typ
Zutaten	<ul><li>6 große Bio-Eier</li><li>1/3 Tasse Mayonnaise</li><li>2 TL Dijon-Senf oder Lieblingssenf</li><li>½ TL pflanzliche Würze</li><li>2-3 Portionen schwarzer Pfeffer, frisch gemahlen</li><li>Paprika und Dill zum Garnieren</li></ul>		
	<ul><li>2 Sardellen oder Speck, gemischt mit gekochtem Spinat (als Füllung).</li><li>Würzmischung aus Kräutern, Salz und Pfeffer.</li></ul>	<ul><li>Gemischtes Gemüse und Fleisch (als Füllung).</li><li>Würzmischung aus Kräutern, Salz und Pfeffer</li></ul>	<ul><li>Mageres Hackfleisch und gekochtes Gemüse (als Füllung)</li><li>Würzmischung aus Kräutern, Salz und Pfeffer</li></ul>
Zubereitung	<ul><li>Wasser in einem mittelgroßen Topf zum Kochen bringen. Eier in das kochende Wasser geben und Hitze herunterdrehen. 5-6 Minuten lang kochen lassen. Das heiße Wasser abgießen und durch kaltes Wasser ersetzen, um Eier abzukühlen.</li><li>Sobald die Eier kalt sind, schälen und der Länge nach in zwei Hälften schneiden. Das Eigelb vorsichtig in eine kleine Schale gießen lassen. Die weißen Hälften auf eine Servierschale oder Schüssel legen.</li><li>Die Eidotter mit einer Gabel zerdrücken. Wenn sie hart gekocht sind, können sie sie durch ein kleines Sieb drücken, aber verwenden Sie bitte keine Küchenmaschine, da sie sonst zu klebrig werden. Nun Mayonnaise, Senf, Salz und Pfeffer hinzugeben und gut verrühren, bis eine geschmeidige Masse entsteht. Jetzt kann die gewünschte Füllung hinzugegeben werden.</li><li>Die Eihälften mit einem Teelöffel füllen und dekorativ verteilen. Nun die einzelnen Eihälften mit etwas Dill und Paprika bestreuen.</li><li>Entweder sofort servieren oder abdecken und in den Kühlschrank stellen.</li></ul>		

Nährwerte

Kalorien	82	77	73
Fett	8g	5g	3g
Kohlen-hydrate	1g	4g	7g
Protein	6g	6g	6g
Zubereitungszeit: 20 Minuten Portionen: 6			

Quiche ohne Kruste

	Protein-Typ	Mischform	Kohlenhydrat-Typ
Zutaten	• 2 TL Bio-Butter oder Kokosöl • ½ kleine rote Zwiebel, in Scheiben geschnitten • 2 Tassen Brokkoliröschen • ¼ Tasse Petersilie, gehackt • 2 TL Basilikum, getrocknet • 4 mittelgroße Eier • ½ Tasse Vollmilch • 1 TL Dijon-Senf • Salz und Pfeffer zum Verfeinern • ¼ Tasse Mehl, glutenfrei		
	• Streifen Putenspeck oder ½ Tasse Putenfleisch oder Lachs • 1/3 Tasse Bio-Käse nach Wahl, gerieben.	• 1/3 Tasse Bio-Käse nach Wahl, gerieben	• 2 EL fettarmer Parmesan oder Romanokäse, gerieben
Zubereitung	• Backofen auf 180 Grad vorheizen. • Rote Zwiebeln und Brokkoli in einer Pfanne bei mittlerer Hitze anbraten. Die gehackte Petersilie und Basilikum hinzugeben und verrühren. • Eier in einer Schüssel schlagen und mit Milch, Salz, Pfeffer und Dijon-Senf gut vermengen. In eine kleine, eingefettete Quicheform gießen. Mit Käse bestreuen und das Ganze 15-18 Minuten backen, bis die Mischung fest wird. • Aus dem Ofen nehmen und 5 Minuten ruhen lassen.		

Nährwerte

Kalorien	215	180	153
Fett	14g	11g	9g
Kohlen-hydrate	8g	8g	8g
Protein	14g	12g	10g

Zubereitungszeit: 30 Minuten Portionen: 4

Eiersalat mit Artischocken

	Protein-Typ	Mischform	Kohlenhydrat-Typ
Zutaten	• 4 Eier, halbhart gekocht (5 Minuten) • 1 Dose Artischockenherzen (400 g), abgetropft und geviertelt • 1 mittelgroße Schalotte oder Frühlingszwiebel, weiße Teil gehackt • 1TL Kapern, falls gewünscht entwässert		
	• 2 gehackte Sardellenfilets oder Sardellenpaste(je nach Wunsch) • 1/3 Tasse Mayonnaise oder Dijon-Remoulade	• 1 gehacktes Sardellenfilets oder Sardellenpaste(je nach Wunsch) • 1/3 Tasse Mayonnaise oder Dijon-Remoulade	• 3 EL Mayonnaise oder • fettarmer Joghurt
Zubereitung	• Eier pellen und in einer Rührschüssel verrühren. Die geviertelten Artischockenherzen, Frühlingszwiebel und Mayonnaise oder Dijon-Remoulade hinzufügen und gut vermengen. • Die gehackten Sardellen oder Sardellenpaste und 1 TL Kapern (optional) dazu geben. Das Gericht entweder sofort servieren oder für 10-15 Minuten in den Kühlschrank stellen.		

Nährwerte

Kalorien	118	114	100
Fett	6g	6g	4g
Kohlenhydrate	5g	5g	7g
Protein	10g	9g	8g

Zubereitungszeit: 10 Minuten Portionen: 4

Meeresfrüchte

Weißfisch mit Macadamia-Salsa

	Protein-Typ	Mischform	Kohlenhydrat-Typ
Zutaten	• ¼ Tasse Macadamia-Nüsse, halbiert • 3 EL frischer Koriander, gehackt • 3 EL frische Petersilie, gehackt • 1 EL extra natives Olivenöl		
	• 450 g Lachsfilets • 1 Avocado, geschält, entkernt und gewürfelt • 1 mittelgroße Tomate, gehackt	• 450 g Weißfischfilet • 1 Avocado, geschält, entkernt und gewürfelt • 1 mittelgroße Tomate, gehackt	• 450 g Weißfischfilet • ½ Avocado, geschält, entkernt und gewürfelt • 2 mittelgroße Tomaten, gehackt
Zubereitung	• Grill auf mittlerer Stufe vorheizen. • Den Fisch leicht mit Salz (wenn gewünscht) und dem frisch gemahlenen Pfeffer würzen. • Den Fisch ca. 3-4 Minuten lang auf dem Grill kochen (einmal wenden), bis er sich mit einer Gabel leicht entfernen lässt. • Für die Salsa mischen Sie die Macadamianüsse, Tomaten, Avocado, Koriander und die Petersilie in einer Schüssel. • Zum Schluss das Olivenöl dazugeben. • Den Fisch zusammen mit der Salsa servieren. • HINWEIS: Der Fisch kann anstatt auf dem Grill auch in einer Pfanne bei starker Hitze für 4-6 Minuten gebraten werden.		

Nährwerte

Kalorien	513	506	501
Fett	33.6g	28,1g	25,2g
Kohlen-hydrate	12g	10g	7,9g
Protein	45.2g	45g	41,7g

Zubereitungszeit: 15 Minuten Portionen: 2

Lachs mit Kokos-Creme-Sauce

	Protein-Typ	Mischform	Kohlenhydrat-Typ
Zutaten	• ¼ TL Meersalz (optional) • ¼ TL schwarzer Pfeffer, frisch gemahlen • 1 große Schalotte, gewürfelt • 3 Knoblauchzehen, fein gehackt • Schale einer Zitrone • Saft einer Zitrone • ½ Tasse Kokosmilch • 2 EL frischer Basilikum, gehackt		
	• 3 TL Kokosöl • 450 g Lachsfilet	• 2 TL Kokosöl • 450 g Lachsfilet	• 1TL Kokosöl • 225 g Forellenfilet
Zubereitung	• Ofen auf 180 Grad vorheizen. • Den Lachs in eine flache Auflaufform legen und von beiden Seiten mit Meersalz und frisch gemahlenem Pfeffer bestreuen. • Eine Pfanne auf mittlerer Stufe erhitzen. Sobald die Pfanne heiß ist, das Kokosöl, Knoblauch und Schalotte hinzufügen. Anbraten, bis Schalotte und Knoblauch weich werden, ca. 3-5 Minuten. • Zitronensaft, Zitronenschale und Kokosmilch hinzugeben und die Flüssigkeit leicht köcheln lassen. • Die Hitze reduzieren und den Basilikum dazugeben. • Die fertige Soße über den Lachs gießen und ohne Deckel ca. 10-20 Minuten backen, bis der Lachs die gewünschte Temperatur erreicht hat.		

Nährwerte

Kalorien	118	114	100
Fett	12g	8g	4g
Kohlen-hydrate	5g	5g	7g
Protein	10g	10g	5g
Zubereitungszeit: 40 Minuten Portionen: 2			

Kabayaki aus Lachs / Heilbutt

	Protein-Typ	Mischform	Kohlenhydrat-Typ
Zutaten	• ¼ Tasse Ume Pflaumenessig • ¼ Tasse Agavendicksaft oder Honig		
	• 2 EL extra natives Olivenöl • 450g Lachs, in 4 Filets geschnitten	• 2 EL extra natives Olivenöl • 450 g Lachs, in 4 Filets geschnitten	• 1 EL extra natives Olivenöl • 450 g Heilbutt, in 4 Filets geschnitten
Zubereitung	• In einem kleinen Topf bei mittlerer Hitze den Pflaumenessig und Agavendicksaft vermischen. • Sobald die Kabayaki-Sauce zu brodeln beginnt, reduzieren Sie die Hitze und kochen Sie das Ganze für weitere 4-5 Minuten, bis die Sauce dick genug ist, um an der Rückseite eines Löffels haften zu bleiben. • Öl in eine große Pfanne geben und stark erhitzen. • Legen Sie den Fisch so in die Pfanne, dass sie sich nicht berühren. • 2 Minuten lang anbraten, bis sie unten leicht braun werden. • Die fertige Kabayaki-Sauce über den Fisch gießen. • Den Lachs wenden und so lange anbraten, bis er gar ist.		

Nährwerte

Kalorien	233	233	214
Fett	17g	17g	13g
Kohlen-hydrate	21g	21g	18,5g
Protein	22g	22g	21g

Zubereitungszeit: 15 Minuten Portionen: 2

Röllchen aus Räucherlachs, Ei und Spargel

	Protein-Typ	Mischform	Kohlenhydrat-Typ
Zutaten	• 12 Spargelstangen • 12 Eier		
	• 225 g Wildlachs, geräuchert • ½ rote Zwiebel, in dünne Scheiben geschnitten	• 170 g Wildlachs, geräuchert • ½ rote Zwiebel, in dünne Scheiben geschnitten	• 115 g Thunfisch, geräuchert • 1 rote Zwiebel, in dünne Scheiben geschnitten
Zubereitung	• 2-3 cm von den Spargelscheiben abschneiden. Den Spargel dann in kochendem Wasser oder in der Mikrowelle 3-5 Minuten lang garen, bis er weich, aber noch bissfest ist. • Die Eier verquirlen. Erhitzen Sie eine ca. 8 cm oder kleinere Pfanne mit etwas Öl oder Butter und geben Sie 2-3 TL Ei hinzu. Schwenken Sie die Pfanne, um das Ei gleichmäßig in einer dünnen Schicht zu verteilen. • Lassen Sie das Ei etwa eine Minute braten bis es fest ist und nehmen Sie es dann vorsichtig aus der Pfanne heraus. Wiederholen Sie den Vorgang, bis die gesamte Eimasse gebraten wurde. • Legen Sie einen dieser Eier-"Crepes" auf eine ebene Fläche. • Geben Sie auf eine Seite der „Crepes" Lachs oder Thunfisch um eine Spargelstange und geben Sie ein paar Zwiebelscheiben hinzu. • Die Crepes vorsichtig zurollen. • Den Vorgang so lange wiederholen, bis alle Zutaten verarbeitet sind.		

Nährwerte

Kalorien	334	334	307
Fett	21g	21g	15,8g
Kohlen-hydrate	5g	5g	4,2g
Protein	30g	30g	28g

Zubereitungszeit: 20 Minuten Portionen: 4

Shrimps in Currysauce

	Protein-Typ	Mischform	Kohlenhydrat-Typ
Zutaten	• 4 Knoblauchzehen • 2 TL frischer Ingwer, fein gehackt • ½ TL Kreuzkümmel • ½ TL Koriander • ½ TL Kurkuma • 1 Bund Koriander, fein gehackt • 3 EL Limettensaft, frisch gepresst		
	• 450 g große Garnelen, geschält • 4 EL extra natives Olivenöl • ½ mittelgroße Zwiebel, gehackt • ½ Tasse Tomaten, püriert	• 450 g große Garnelen, geschält oder leichten Fisch • 2 EL extra natives Olivenöl • 1 mittelgroße Zwiebel, gehackt • 1 Tasse Tomaten, püriert	• 450 g leichtes Fischfilet, geschält • 2 EL extra natives Olivenöl • 2 mittlere Zwiebeln, gehackt • 1 Tasse Tomaten, püriert
Zubereitung	• Öl in einer großen Pfanne erhitzen. • Knoblauch und Zwiebel bei schwacher Hitze anbraten, bis sie weich sind, ca. 10-15 Minuten. • Knoblauch und Zwiebel bei schwacher Hitze anbraten, bis sie zart sind. • Tomaten, Ingwer, Kreuzkümmel, Koriander und Kurkuma hinzufügen; 5 Minuten köcheln lassen. • Shrimps in die köchelnde Sauce geben und 10 Minuten lang kochen, bis die Garnelen schön gar sind. • Frischen Koriander hinzugeben und gut verrühren. • Vom Herd nehmen und etwas Zitronensaft hinzugeben.		

Nährwerte

Kalorien	276	259	242
Fett	14g	12g	11g
Kohlen-hydrate	12g	13g	14g
Protein	25g	25g	24g

Zubereitungszeit: 30 Minuten Portionen: 4-6

Tropische Avocado und Shrimps

	Protein-Typ	Mischform	Kohlenhydrat-Typ
Zutaten	• ½ reife Mango, geschält und in Stücke geschnitten • ¼ Tasse frischer Limettensaft (ca. 2 Limetten) • ¼ Tasse + 1 EL extra natives Olivenöl • ¼ TL Meersalz • 1 TL Kreuzkümmel • 6 Radieschen, in dünne Scheiben geschnitten • ¼ Tasse Koriander, fein gehackt		
	• 450 g ungekochte Garnelen, geschält und gesäubert • ½ Jalapeño-Schote, ohne Samen und Membran • 2 Avocados, in kleine Stückchen geschnitten • ½ rote Zwiebel, in dünne Scheiben geschnitten	• 450 g ungekochte Garnelen, geschält und gesäubert • 1 Jalapeño-Schote, ohne Samen und Membran • 2 Avocados, in kleine Stückchen geschnitten • ½ rote Zwiebel, in dünne Scheiben geschnitten	• 450 g ungekochte Garnelen, geschält und gesäubert • 1 Jalapeño-Schote, ohne Samen und Membran • 1 Spargel, in kleine Stücken geschnitten • 1 Avocado, in kleine Stückchen geschnitten • 1 rote Zwiebel, in dünne Scheiben geschnitten
Zubereitung	• In einer Küchenmaschine oder im Mixer die Mango, Jalapeño, Limettensaft, Olivenöl und Salz pürieren. In den Kühlschrank stellen. • Kreuzkümmel über die Shrimps streuen und ca. 5 Minuten braten oder grillen, bis die Shrimps gar sind. • In einer großen Schüssel die Shrimps, Avocado, Radieschen, rote Zwiebel und den Koriander gut mischen. • Gut gekühlt bei Zimmertemperatur servieren.		

Nährwerte

Kalorien	376	372	354
Fett	21g	20,1g	17,5g
Kohlenhydrate	18g	18g	16g
Protein	32g	32g	30,4g

Zubereitungszeit: 25 Minuten Portionen: 4

Heilbutt in Buttersauce

	Protein-Typ	Mischform	Kohlenhydrat-Typ
Zutaten	• 1 Schalotte, fein gehackt • ½ Tasse Weißwein, trocken • ½ Tasse Gemüse- oder Hühnerbrühe • 1 Zitrone		
	• 450 g Lachs, etwa 2-3 cm dick • EL Butter • 1 EL Petersilie, fein gehackt	• 450 g Heilbutt, etwa 2-3 cm dick • EL Butter • 1 EL Petersilie, fein gehackt	• 450 g Heilbutt, etwa 2-3 cm dick • 3 EL Butter • 1 EL Petersilie, fein gehackt
Zubereitung	• Heilbutt trocken und leicht salzen und pfeffern. In einer Pfanne 1 EL Butter bei mittlerer Hitze erwärmen und Heilbutt von allen Seiten anbraten, bis er leicht braun wird. • Die Butter wird sich nach ungefähr 2 Minuten braun verfärben; geben Sie jetzt einen weiteren EL Butter und die Schalotte hinzu. • Den Wein hinzugeben und die Hitze leicht erhöhen und 3 Minuten köcheln lassen • Hühnerbrühe hinzufügen und weitere 4-5 Minuten kochen lassen, dabei immer wieder etwas Brühe über den Fisch gießen. • Die Hitze wieder etwas zurückdrehen und die Petersilie dazugeben. Die restliche Butter in kleine Stücke schneiden und hinzufügen. • Zugedeckt 3-6 Minuten lang kochen, bis der Heilbutt leicht auseinander fällt. Mit Zitronenscheiben servieren. • Deckel auf die Pfanne und 3-6 Minuten kochen lassen, bis der Heilbutt leicht auseinandergeht. • Mit Zitronenscheiben garnieren und servieren.		

Nährwerte

Kalorien	682	682	537
Fett	41g	41g	32,8g
Kohlen-hydrate	3g	3g	2,1g
Protein	62g	62g	57,92g

Zubereitungszeit: 20 Minuten Portionen: 2

Heilbutt in Mandelkruste und Chorizo

	Protein-Typ	Mischform	Kohlenhydrat-Typ
Zutaten	• ½ Tasse grob geschnittene spanische Chorizo (gepökelte Salami, keine Rohwurst) • ¼ Tasse Mandeln, blanchiert		
	• 2 Lachfilets, mit Haut (jeweils ca. 225 g) • 1 TL Petersilie, grob gehackt	• 2 Heilbuttfilets mit Haut oder anderer weißer Fisch (jeweils ca. 225 g) • 1 TL Petersilie, grob gehackt	• 2 Heilbuttfilets mit Haut oder anderer weißer Fisch (jeweils ca. 225 g) • 2 TL Petersilie, grob gehackt
Zubereitung	• Backofen auf 200° vorheizen. • In einem Mixer die Chorizo, Mandeln und Petersilie in kleine Stücke zerkleinern. • Eine Pfanne mit ein paar TL Olivenöl beträufeln und Fisch darauf legen. • Die Chorizo-Mischung mit einem Löffel auf dem Fisch verteilen, gut anklopfen bis das Gemisch gut haftet und die Seiten teilweise bedeckt sind. • 12 Minuten lang in den Ofen, bis der Fisch mit einer Gabel leicht zu lösen ist. • Zum Schluss den Ofengrill auf volle Hitze stellen und 2-4 Minuten grillen, bis die Nüsse leicht braun werden.		

Nährwerte

Kalorien	582	582	582
Fett	29 g	29 g	28.4 g
Kohlen-hydrate	4 g	4 g	4,1 g
Protein	73 g	73 g	74,2 g

Zubereitungszeit: 20 Minuten Portionen: 2

Gegrillte Sardinen mit Estragon-Dressing

	Protein-Typ	Mischform	Kohlenhydrat-Typ
Zutaten	• ½ Tasse Pinienkernen • 1 Schalotte, fein gehackt • 1 EL Zitronenschale • Saft einer Zitrone (weitere Zitronen zum Garnieren) • 1 EL Kapern • 1 TL Estragon (nach Geschmack auch mehr), fein gehackt • 1 Bund Brunnenkresse, Mache oder andere Kräuter		
	• 450 g Lachs, ca. 3 cm dick • EL Butter • 1 EL Petersilie, fein gehackt	• 2 EL Bio-Butter • 12 frische Sardinen, ausgenommen und geschuppt	Nicht geeignet für den Kohlenhydrat-Typ
Zubereitung	• Grill auf höchster Stufe vorheizen. • Die Pinienkerne in einer Pfanne bei mittlerer Hitze rösten. Achten Sie darauf, dass die Kerne nicht anbrennen! • Nüsse vom Herd nehmen und in eine Schüssel geben. • In der gleichen Pfanne Butter schmelzen lassen und die Schalotte darin anbraten, bis sie weich ist. • Schalotten mit den Pinienkernen vermischen. Zitronenschale, Zitronensaft, Kapern und Estragon hinzufügen. • Kräuter in das Dressing geben. • Sardinen mit Olivenöl oder Butter bestreichen, leicht salzen und pfeffern. • Die Sardinen grillen, bis sie leicht angekokelt sind, ca. 2 Minuten pro Seite. • Die Sardinen auf Salatblätter legen und mit Dressing und Zitronenscheiben anrichten.		

Nährwerte

Kalorien	179	179	Keine Angaben
Fett	9g	9g	Keine Angaben
Kohlen-hydrate	0g	0g	Keine Angaben
Protein	20g	20g	Keine Angaben

Zubereitungszeit: 20 Minuten Portionen: 2

DIE GESUNDHEIT IN IHREN HÄNDEN | www.HIYH.info

Fisch-Tacos mit Zitronen-Dressing

	Protein-Typ	Mischform	Kohlenhydrat-Typ
Zutaten	• 2 EL Zitronen-Pfeffer-Gewürz • Extra Natives Olivenöl zum Beträufeln • Salatblätter und/oder dünne Kohlscheiben, um Fisch einzuwickeln • Avocados zum Garnieren, in Scheiben geschnitten (optional) • 3 große oder 4 kleine Limetten (Schale und Saft) • 2 Knoblauchzehen, fein gehackt		
	• 900 g Lachs • ½ weiße oder rote Zwiebel, in dünne Scheiben geschnitten • 1 Tasse Mayonnaise	• 900 g Fisch (Kabeljau, Mahi-Mahi oder Heilbutt) • 1 weiße oder rote Zwiebel, in dünne Scheiben geschnitten • 1 Tasse Mayonnaise	• 900 g Fisch (Kabeljau, Mahi-Mahi oder Heilbutt) • 1 weiße oder rote Zwiebel, in dünne Scheiben geschnitten • ½ Tasse Mayonnaise
Zubereitung	• Der Fisch mit Zitronenpfeffer würzen und mit Olivenöl beträufeln. • Der Fisch kann in einer Pfanne gebraten oder gegrillt werden, etwa 4 Minuten je Seite. • Während der Fisch kocht, mit einer groben Reibe die Schale der Limetten abreiben. Limetten aufschneiden und einzeln auspressen. • Mayonnaise, Knoblauch und Limettenschale miteinander vermengen. • Langsam den Limettensaft unter die Mayonnaise mischen, bis das Dressing die gewünschte Konsistenz annimmt.		

Nährwerte

Kalorien	691	694	621
Fett	55.6g	56,2g	47,3g
Kohlen-hydrate	11g	11,45g	10,3g
Protein	43g	43g	42,1g

Zubereitungszeit: 20 Minuten Portionen: 4

Schollenfilets in Mandelkruste

	Protein-Typ	Mischform	Kohlenhydrat-Typ
Zutaten	• 450 g Schollenfilets (alternativ Seezunge oder Butt) • 1 Tasse Mandelmehl • Meersalz (optional) • Schwarzer Pfeffer, frisch gemahlen • 1 Ei, verquirlt		
	Nicht geeignet für den Protein-Typ	• 1 EL Kokosöl	• ½ EL Kokosöl
Zubereitung	• Schollenfilets gut abspülen und mit einem Papiertuch trocken tupfen. • Fischfilet mit Mandelmehl, Meersalz (optional) und frisch gemahlenem schwarzen Pfeffer würzen. • Jedes Filet beidseitig zuerst in Ei, danach in Mandelmehl wälzen. • Kokosöl in einer Pfanne erhitzen und den Fisch ca. 2-3 Minuten anbraten.		

Nährwerte

Kalorien	Keine Angaben	232.2	224
Fett	Keine Angaben	8.9g	7,6g
Kohlen-hydrate	Keine Angaben	14.7g	13,3g
Protein	Keine Angaben	25.7g	23,7g

Zubereitungszeit: 15 Minuten Portionen: 2

Lachs in Mandelkruste

	Protein-Typ	Mischform	Kohlenhydrat-Typ
Zutaten	<ul><li>ca. 350 g Lachsfilet(s), mit Haut</li><li>½ Tasse Mandelmehl</li><li>½ TL Koriander, gemahlen</li><li>½ TL Kreuzkümmel, gemahlen</li><li>Saft von einer Zitrone</li><li>Meersalz und schwarzer Pfeffer, frisch gemahlen</li><li>Einige Zweige frischer Koriander</li></ul>		
	• 2 EL Kokosöl	• 1 EL Kokosöl	Nicht geeignet für den Kohlenhydrat-Typ
Zubereitung	<ul><li>Den Backofen auf 175° C vorheizen.</li><li>Mandelmehl, Koriander und Kreuzkümmel in einer kleinen Schüssel vermengen.</li><li>Lachsfilet mit Zitronensaft beträufeln und mit Salz und Pfeffer würzen.</li><li>Lachsfilet beidseitig in Mandelmehlgemisch wälzen</li><li>Erhitzen Sie eine beschichtete Pfanne auf mittlere Temperatur und geben Sie etwas Öl hinzu. Legen Sie den Lachs in die Pfanne mit der Hautseite nach unten und braten Sie es leicht an.</li><li>Lachsfilet mit der Haut nach unten in eine erhitzte Pfanne geben, leicht mit Kokosöl beträufeln und leicht anbraten.</li><li>12-15 Minuten backen, bis sich der Fisch leicht von den Gräten lösen lässt.</li><li>Mit frisch gehacktem Koriander garnieren und servieren.</li></ul>		

Nährwerte

Kalorien	320	220	Keine Angaben
Fett	12g	6g	Keine Angaben
Kohlen-hydrate	8g	8g	Keine Angaben
Protein	35g	35g	Keine Angaben

Zubereitungszeit: 25 Minuten Portionen: 2

Gebackener Seebarsch mit Kapern und Zitrone

	Protein-Typ	Mischform	Kohlenhydrat-Typ
Zutaten	• 1 Zitrone • 2 EL Kapern, gespült • 2 Zweige frischer Dill (falls frisch nicht verfügbar, kann auch getrockneter Dill verwendet werden) • Meersalz und schwarzer Pfeffer, frisch gemahlen		
	• 450 g Lachsfilet	• 450 g Seebarschfilets (oder anderer verfügbarer fester,weißer Fisch)	• 450 g Seebarschfilets (oder anderer verfügbarer fester,weißer Fisch)
Zubereitung	• Ofen auf 175° C vorheizen. • Legen Sie die Filets auf einem Bratrost. • Zitrone in dünne Scheiben schneiden (ca. 3 cm dick). • Den Fisch mit Meersalz und frisch gemahlenem schwarzen Pfeffer bestreuen. • Mit Kapern und Dillzweigen belegen. Mit frischen Zitronenscheiben bedecken. • 10-15 Minuten lang backen, bis der Fisch leicht zerfällt.		

Nährwerte

Kalorien	350	243	243
Fett	12g	5g	5g
Kohlen-hydrate	12g	12g	12g
Protein	48g	41g	41g

Zubereitungszeit: 25 Minuten Portionen: 2

Chipotle-Zitronenlachs

	Protein-Typ	Mischform	Kohlenhydrat-Typ
Zutaten	• 450 g Lachsfilets, enthäutet • 2-3 Limetten (1 pro Lachsfilet), halbiert • ¼ TL Meersalz (optional) • ½ TL Chipotle, gemahlen (geräucherte Jalapeños)		
	• 450 g Lachsfilets, ohne Haut • Je 2 EL Olivenöl, Kokosöl	• 450 g Lachsfilets, ohne Haut • Je 2 EL Olivenöl, Kokosöl	• 450 g weißes Fischfilet, ohne Haut • Je 1 EL Olivenöl, Kokosöl
Zubereitung	• Ofen auf 175°C vorheizen. • Lachs gut waschen, trocken tupfen und auf ein mit Backpapier belegtes Backblech geben. • Jedes Fischfilet mit Olivenöl oder Fett nach Wahl einreiben und jedes Filet mit dem Saft einer halben Limette beträufeln. • Mit einer Prise Meersalz (wenn gewünscht) und Chipotle würzen, dann eine halbe Limette auf jedes Filet legen. • 10-15 Minuten lang backen, bis der Fisch leicht zerfällt.		

Nährwerte			
Kalorien	173	173	158
Fett	7g	7g	6,1g
Kohlen-hydrate	4g	4g	3,78g
Protein	23g	23g	20g

Zubereitungszeit: 20 Minuten Portionen: 2

Roher Fischtartar

	Protein-Typ	Mischform	Kohlenhydrat-Typ
Zutaten	• 3 EL extra natives Olivenöl • ¼ TL Wasabi-Pulver • 1/8 TL schwarzer Pfeffer, grob		
	• 450 g Sashimi-Lachs, fein gewürfelt • 3 EL extra natives Olivenöl • 2 EL Sesamsamen	• 450 g Sashimi-Lachs, fein gewürfelt • 3 EL extra natives Olivenöl • 1EL Sesamsamen	• 450 g Sashimi-Thunfisch, fein gewürfelt • 1 ½ EL extra natives Olivenöl • 1EL Sesamsamen
Zubereitung	• Olivenöl, Wasabi-Pulver, Sesamsamen und schwarzen Pfeffer gut mischen. • Den rohen Fisch in die Mischung legen und gleichmäßig verteilen. • Je nach Geschmack mit etwas mehr Wasabi-Pulver oder schwarzem Pfeffer würzen und erneut vermischen.		

Nährwerte

Kalorien	147	138,6	128
Fett	14g	12g	10g
Kohlenhydrate	3g	3g	3g
Protein	8g	9g	9g
Zubereitungszeit: 5 Minuten Portionen: 4			

Ceviche aus rohem Fisch

	Protein-Typ	Mischform	Kohlenhydrat-Typ
Zutaten	• 1/3 Tasse rote Zwiebel, fein gewürfelt • 1 Tasse frischer Limettensaft • 2 EL Serrano-Pfefferschote, fein gehackt oder 1 Chilischote, zerdrückt • 2 TL Meersalz • 2 Tassen Koriander oder Petersilie, gehackt		
	• 450 g Sashimi-Lachs • ½ Tasse Tomaten, gehackt • ½ Tasse Sellerie, fein gehackt	• 450 g Sashimi-Lachs • 1 Tasse Tomaten, gehackt	• 450 g Sashimi-Thunfisch • 1 Tasse Tomaten, gehackt
Zubereitung	• Fisch enthäuten und in ca. 1,1 cm große Stücke schneiden. Den Lachs/Thunfisch mit den gehackten roten Zwiebeln, Limettensaft, Salz und Pfeffer vermischen. Ein paar Stunden oder besser über Nacht zugedeckt ziehen lassen. • 10-15 Minuten vor dem Servieren die gehackten Tomaten und Koriander bzw. Petersilie hinzufügen und umrühren. Mit etwas Salat servieren.		

Nährwerte

Kalorien	238	205	197
Fett	10g	7g	12g
Kohlen-hydrate	11g	10g	10g
Protein	26g	26g	14g
Zubereitungszeit: 10 Minuten Portionen: 4			

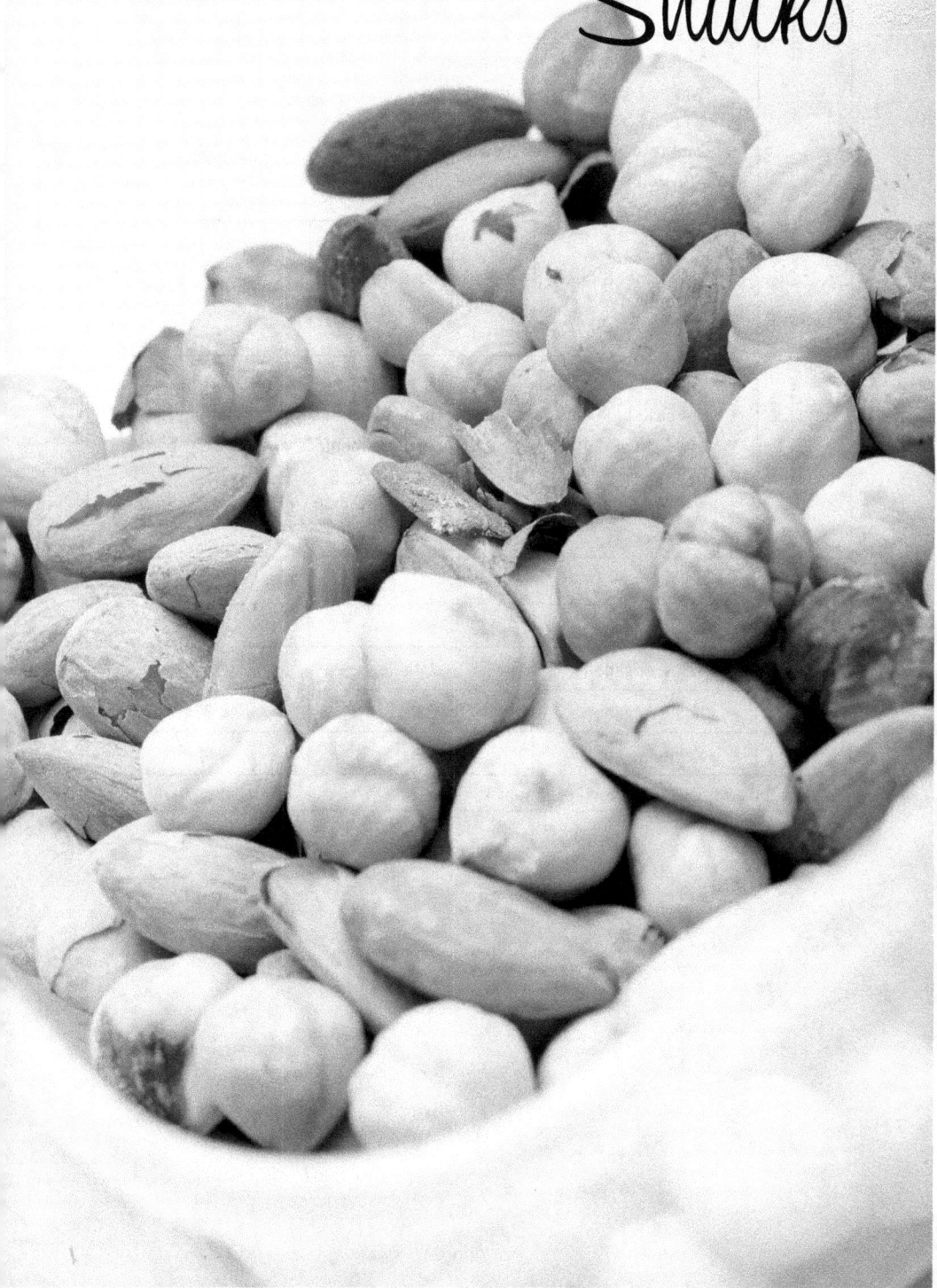

Kefir-Parfait

	Protein-Typ	Mischform	Kohlenhydrat-Typ
Zutaten	• 2 Tassen Kefir • 2 Pfirsiche (in Würfel geschnitten) • 1 Tasse Erdbeeren (gewürfelt) • 1 Tasse Blaubeeren • 2 mittelgroße Bananen (gewürfelt) • 4 TL Honig		
	Nicht geeignet für den Protein-Typ	• 5 kernlose Trauben, halbiert	• 1 große Mango
Zubereitung	• 3-4 EL Kefir in eine Tasse geben. Ein paar Tropfen Honig darüber geben. • Etwas gewürfeltes Obst gut mischen und ebenfalls in die Tasse geben. Mit Kefir bedecken. • Den Vorgang so lange wiederholen, bis die Tasse voll ist.		

Nährwerte			
Kalorien	Keine Angaben	172	167
Fett	Keine Angaben	2,4g	2g
Kohlen-hydrate	Keine Angaben	38g	33g
Protein	Keine Angaben	4,8g	4g

Zubereitungszeit: 10 Minuten Portionen: 4

Gewürzte Nüsse

	Protein-Typ	Mischform	Kohlenhydrat-Typ
Zutaten	• 1 Tasse Haselnüsse • 1 Tasse Walnüsse • ¼ TL Meersalz • ¼ TL Zimt • ¼ TL Muskatnuss • Schale einer Orange		
	• 1 EL Bio-Butter	• 1 EL Bio-Butter	• ½ EL Bio-Butter
Zubereitung	• Ofen auf 175° C vorheizen. • Die Nüsse auf einem mit Backpapier ausgelegten Backblech gleichmäßig verteilen und 10 Minuten rösten. • Sobald die Nüsse fertig sind, Butter bei mittlerer Hitze in einer Pfanne erhitzen. Sobald die Butter braun wird, Salz, Pfeffer, Muskatnuss und die Orangenschale hinzugeben. • Die Nüsse ebenfalls in die Pfanne geben und alles gut mischen. • Entweder sofort essen oder in einem luftdichten Behälter bis zu einer Woche aufbewahren.		

Nährwerte

Kalorien	187	187	171,4
Fett	13.4g	13,4g	11,8g
Kohlen-hydrate	7.2g	7,2g	6,7g
Protein	8.5g	8,5g	7,2g

Zubereitungszeit: 20 Minuten Portionen: 2

Chicorée mit Honig und Walnüssen

	Protein-Typ	Mischform	Kohlenhydrat-Typ
Zutaten	• 4-6 Chicorée • 1 Tasse Walnüsse • 1 EL Honig • 1 EL frischer Thymian • Meersalz nach Geschmack		
	• 4 EL Bio-Butter	• 3 EL Bio-Butter	• 2 EL Bio-Butter
Zubereitung	• Die oberste Schicht Blätter entfernen. Den Chicorée der Länge nach vierteln, falls möglich den bitteren Innenkern entfernen (ohne dass die Blätter abfallen). • In einer großen Pfanne 2 EL Butter bei mittlerer Hitze zum Schmelzen bringen und den Chicorée gleichmäßig in einer Schicht auslegen. • Walnüsse über den Blättern verteilen, abdecken und 5 Minuten lang anbraten. • Während der Chicorée vor sich hin köchelt, geben Sie die restliche Butter mit dem Honig und Thymian entweder in die Mikrowelle oder lassen Sie das Gemisch auf dem Herd schmelzen. • Den Chicorée wenden und mit der Buttermischung beträufeln. • Zudecken und für weitere fünf Minuten kochen lassen. Deckel entfernen und 3-5 Minuten anbraten, so dass der Chicorée leicht braun und karamellisiert ist. • Etwas Meersalz darüber streuen und servieren.		

Nährwerte

Kalorien	165	159	154
Fett	6g	5g	4g
Kohlen-hydrate	17g	17g	15,4g
Protein	12g	12g	10,5g
Zubereitungszeit: 25 Minuten Portionen: 4			

In Kümmel gebratene Karotten

	Protein-Typ	Mischform	Kohlenhydrat-Typ
Zutaten	• ½ EL gemahlener Kreuzkümmel • ¼ TL gemahlener Zimt • ¼ TL Meersalz • ¼ TL schwarzer Pfeffer, gemahlen • ½ Zitrone (optional) • Frische Petersilie und Minze zum Garnieren, fein gehackt (optional)		
	• 1 ½ EL Kokosöl • 450 Gramm frische Karotten (10 Stück)	• 1 EL Kokosöl • 450 Gramm frische Karotten (10 Stück)	• ¾ EL Kokosöl • 225 Gramm frische Karotten (5 Stück)
Zubereitung	• Backofen auf 200° C vorheizen. Backpapier auf einem großen Backblech auslegen. Die Karotten waschen und längs in dünne Streifen schneiden. In eine große Schüssel geben. • Mit einer Gabel den Kreuzkümmel, Zimt, Salz und Pfeffer in einer kleinen mikrowellengeeigneten Schüssel vermengen. Geben Sie das Kokosöl hinzu und bringen Sie das Ganze ca. 15-20 Sekunden lang zum Schmelzen. • Gießen Sie das gewürzte Kokosöl über die Karotten und rühren sie das Ganze mit zwei Holzlöffeln um, bis alles gut verteilt ist. Probieren und je nach Bedarf erneut würzen. • Die Karotten nebeneinander auf einem Backblech auslegen und 15-20 Minuten lang backen, bis sie weich und leicht gebräunt werden. • Aus dem Ofen nehmen, mit frisch gepresstem Zitronensaft beträufeln und die gehackten Kräuter darüber streuen.		

Nährwerte

Kalorien	94	94	87
Fett	5g	5g	3,7g
Kohlenhydrate	12g	12g	11,5g
Protein	1g	1g	0,8g

Zubereitungszeit: 25 Minuten Portionen: 2-4

Nori Chips mit Sesam-Knoblauch

	Protein-Typ	Mischform	Kohlenhydrat-Typ
Zutaten	• 12 Nori-Blätter • ½ Tasse Wasser • 3 Knoblauchzehen, fein gehackt (ca. 1 EL) • Eine Prise Cayennepfeffer, gemahlen • Meersalz, je nach Geschmack • ½ EL Sesamsamen		
	• 1 EL Sesamöl	• 1 EL Sesamöl	• ½ EL Sesamöl

Zubereitung

- Backofen auf 135° C vorheizen. Zwei große Backbleche mit Pergamentpapier oder Alufolie bedecken.
- Geben Sie 6 Nori-Blätter mit der glänzenden Seite nach oben auf die Backbleche. Mit einem Backpinsel die glänzende Seite der Nori-Blätter leicht mit Wasser bestreichen und dabei darauf achten, dass auch die Ecken erwischt werden. Danach vorsichtig weitere Nori-Blätter über die anderen legen und gut zusammendrücken.
- Mit einer Küchenschere oder einem scharfen Messer schneiden Sie die Nori-Blätter in 2.5 cm dicke Streifen, danach noch einmal quer schneiden. Sie sollten ungefähr 42 Stücke bekommen. Legen Sie die Stücke nebeneinander auf einem Backblech aus.
- In einer kleinen Schüssel mischen Sie Sesamöl, Knoblauch und Cayennepfeffer. Verwenden Sie einen Backpinsel, um die Nori-Streifen großzügig zu bestreichen, danach etwas salzen. Mit den Fingern noch die Sesamsamen auf den Streifen verteilen.
- Schieben Sie das Blech auf die mittlere Schiene und backen Sie das Ganze für 15-20 Minuten. Die Blätter werden knusprig und entwickeln eine tiefgrüne, glänzende Farbe. Das Backblech wieder aus dem Ofen nehmen und erneut mit etwas Salz bestreuen. Lassen Sie die Chips vor dem Essen abkühlen, damit sie richtig knusprig werden.

Nährwerte

	Protein-Typ	Mischform	Kohlenhydrat-Typ
Kalorien	97	97	83
Fett	9,4g	9,4g	7,1g
Kohlenhydrate	12g	12g	8g
Protein	10,2g	10,2g	9,1g

Zubereitungszeit: 25 Minuten Portionen: 5

Beeren mit geschlagener Kokoscreme

	Protein-Typ	Mischform	Kohlenhydrat-Typ
Zutaten	<ul><li>1 Dose Kokosmilch (400g Dose)</li><li>2 Tassen frische Beeren: Erdbeeren, Himbeeren, und/oder Blaubeeren</li><li>1 TL reines Mandel- oder Vanilleextrakt</li><li>2 EL Mandelblättchen</li><li>2 EL karamellisierte Kokoschips</li></ul>		
Zubereitung	<ul><li>Dieses Rezept benötigt etwas Vorarbeit: Stellen Sie die Kokosmilch in den Kühlschrank. Am besten über Nacht, jedoch reichen 3-4 Stunden auch aus.</li><li>Wenn Sie bereit für Ihre Mahlzeit sind, geben Sie die Dose mit Kokosmilch, eine Rührschüssel aus Metall und die Schläger vom Mixer für ca. 15 Minuten in die Gefriertruhe. Während die Kokosmilch langsam friert, waschen Sie das Obst und tupfen Sie es mit Papiertüchern trocken.</li><li>Bringen Sie eine Antihaft-Pfanne auf mittlere Hitze. Geben Sie die Mandelblättchen hinzu und rühren Sie das Ganze mit einem Holzlöffel so lange um, bis die Mandeln goldbraun werden, was ca. 3-5 Minuten dauern wird.</li><li>Sobald die Kokosmilch kalt ist, gießen Sie sie in die kühl gestellte Rührschüssel und fügen Sie das Mandelextrakt hinzu. Die Milch auf höchster Stufe aufschlagen, bis die Textur von Schlagsahne erreicht ist, was ca. 5-7 Minuten dauern wird. Bewundern Sie die Cremigkeit!</li><li>Die Beeren auf 4 Schüsseln verteilen und einen Klacks geschlagener Kokoscreme darüber geben. Mit den gerösteten Mandeln und karamellisierten Kokos-Chips garnieren.</li><li>Die restliche Kokoscreme kann abgedeckt im Kühlschrank ca. 3 Tage lang aufbewahrt werden.</li></ul>		

Nährwerte

Kalorien	194
Fett	16g
Kohlen-hydrate	23g
Protein	18,9g

Zubereitungszeit: 25 Minuten Portionen: 4

Cashew-Nüsse "Hummus"

	Protein-Typ	Mischform	Kohlenhydrat-Typ
Zutaten	• 2/3 Tasse Cashewnüsse, geröstet und ungesalzen • 1 EL extra natives Olivenöl • 3 Knoblauchzehen • 3 EL Zitronensaft • Je eine Prise Meersalz und Pfeffer		
Zubereitung	• Alle Zutaten in einem Mixer so lange bearbeiten, bis alles gleichmäßig gemischt ist. • Falls knusprige Textur gewünscht, etwas weniger lang im Mixer bearbeiten. • Servieren		

Nährwerte

Kalorien	225
Fett	20,2g
Kohlen-hydrate	8,9g
Protein	5,3g

Zubereitungszeit: 15 Minuten Portionen: 6-8

Würzige Mandeln

	Protein-Typ	Mischform	Kohlenhydrat-Typ
Zutaten	• 1 Tasse Mandeln • 1 TL Kreuzkümmel, gemahlen • 1 TL Koriander, gemahlen • ½ TL Meersalz		
	• 2 TL Sesamsamen • 2 Eier	• 1TL Sesamsamen • 1 Ei	• ¾ TL Sesamsamen • 1 Ei
Zubereitung	• Ofen auf 175° C vorheizen. • Ei in einer Schüssel schaumig aufschlagen. • Mandeln, Kreuzkümmel, Koriander, Sesam und Salz hinzufügen und gut vermengen. • Die Mischung auf einem mit Backpapier ausgelegten Backblech verteilen. • 10 Minuten lang backen, bis die Mandeln eine braune Farbe annehmen und das Ei durch ist. • Die gebackene Mischung aufbrechen und Mandeln trennen, danach servieren		

Nährwerte

	Protein-Typ	Mischform	Kohlenhydrat-Typ
Kalorien	189	171	167
Fett	15.7g	14,2g	13,5g
Kohlenhydrate	8.3g	7,1g	6,4g
Protein	7.2g	5,8g	5,3g

Zubereitungszeit: 20 Minuten Portionen: 2-4

Delikater Blumenkohl-Snack

	Protein-Typ	Mischform	Kohlenhydrat-Typ
Zutaten	• Etwas Meersalz und Pfeffer • Kreuzkümmel, gemahlen • Paprika, gemahlen		
	• 1 mittelgroßer Blumenkohl • 4-5 EL extra natives Olivenöl	• ½ mittelgroßer Blumenkohl • 4-5 EL extra natives Olivenöl	• ½ mittelgroßer Blumenkohl • 3 EL extra natives Olivenöl
Zubereitung	• Ofen auf 175° C vorheizen. • Blumenkohl in verschieden große Röschen brechen oder schneiden und in eine ofenfeste Pfanne legen. • Öl, Kreuzkümmel, Paprika, Pfeffer und eine gute Prise Salz hinzufügen und gut mischen. • Im Ofen 20-30 Minuten lang backen, alle 5-10 Minuten umrühren bis Blumenkohl gar ist und eine goldbraune Farbe annimmt. • Aus dem Ofen nehmen und servieren.		

Nährwerte

Kalorien	89.8	88,67	87,3
Fett	4.5g	4,3g	4,1g
Kohlen-hydrate	11.5g	11,2g	10,1g
Protein	4,2g	4g	3g

Zubereitungszeit: 30 Minuten Portionen: 4-6

Zucchini-Fleischbällchen

	Protein-Typ	Mischform	Kohlenhydrat-Typ
Zutaten	• 285g geriebene Zucchini, Enden entfernt • 1 EL frischer Dill, fein gehackt • 1 1/3 Tasse Mandelmehl • 1 TL Meersalz • Eine Prise Pfeffer		
	• 285g fetthaltiges Rinderhackfleisch • 1 Zwiebel, fein gehackt • 3 Eier	• 285g fetthaltiges Rinderhackfleisch • 1 Zwiebel, fein gehackt • 2 Eier	• 285g mageres Rinderhackfleisch • 1 Zwiebel, fein gehackt • 1Ei
Zubereitung	• Backofen auf 170 °C vorheizen. • In einer Schüssel alle Zutaten gut vermengen. • Die geriebenen Zucchini in 4 cm große Bällchen formen und auf mit Backpapier ausgelegtes Backblech geben. • Die Bällchen im Ofen für ca. 25-35 Minuten backen oder bis Bällchen eine braune Farbe annehmen und gut durch sind. • Aus dem Ofen nehmen und servieren.		

Nährwerte

	Protein-Typ	Mischform	Kohlenhydrat-Typ
Kalorien	58	72	69
Fett	2,7g	6,8g	5,4g
Kohlenhydrate	3,2g	5,2g	4,9g
Protein	5,1g	7,36g	5,9g

Zubereitungszeit: 40 Minuten Portionen: 6-8

Fischhäppchen

	Protein-Typ	Mischform	Kohlenhydrat-Typ
Zutaten	• 1 mittelgroße Karotte, gerieben • 1 EL Öl • 1 TL Meersalz • Eine Prise Pfeffer		
	• 425g Dosenlachs in Salzlake, abgetropft • 1 kleine Zwiebel, fein gehackt • 2 Eier • 1 Tasse Süßkartoffeln, gewürfelt	• 425g Dosenlachs / Thunfisch in Salzlake, abgetropft • 1 kleine Zwiebel, fein gehackt • 1 Ei • 1 ½ Tassen Süßkartoffeln, gewürfelt	• 425g Dosenthunfisch, in Salzlake, abgetropft • 2 kleine Zwiebeln, fein gehackt • 1 Ei • 1 ½ Tassen Süßkartoffeln, gewürfelt
Zubereitung	• Ofen auf 175 °C vorheizen. • Süßkartoffeln in einem mit Wasser befüllten Topf kochen bis sie weich sind. Gießen Sie das Wasser ab und zerdrücken Sie die Kartoffeln mit einer Gabel. • In einer Schüssel alle Zutaten gut vermengen. • Den Thunfisch in 4cm große Bällchen formen und im mit Backpapier belegten Ofen legen. • 25 Minuten lang backen. • Warm oder kalt mit oder ohne Chili-Sauce servieren.		

Nährwerte

Kalorien	260	269	271
Fett	8.9g	10,1g	10,1g
Kohlen-hydrate	21.5g	28,5g	28,5g
Protein	19.2g	25,6g	25,6g

Zubereitungszeit: 30 Minuten Portionen: 6-8

Lila Süßkartoffel- und Spargelchips

	Protein-Typ	Mischform	Kohlenhydrat-Typ
Zutaten	• 1 kleine/mittelgroße lila Süßkartoffel, gewaschen und in lange dünne Scheiben geschnitten • 1 Bund Spargel, jede Stange in 3 Teile geschnitten • Meersalz		
	• 1 EL Kokosöl	• ¼ EL Kokosöl	• ½ EL Kokosöl
Zubereitung	• Ofen auf 175 °C vorheizen. • Süßkartoffeln Scheiben und Spargel auf einem mit linierten Backpapier ausgelegtes Backblech. • Süßkartoffel- und Spargelscheiben auf ein mit Backpapier belegtes Backblech legen. • Kokosöl über das Gemüse tropfen und gut salzen. • Im Ofen für 20-25 Minuten backen. Fall erforderlich gelegentlich wenden, bis die Süßkartoffeln leicht knusprig sind und die Spargelscheiben durch sind.		

Nährwerte

Kalorien	187	184	180
Fett	4g	3,8g	3,1g
Kohlen-hydrate	41g	41g	40,6g
Protein	6g	6g	5,3g

Zubereitungszeit: 30 Minuten Portionen: 2-4

Knusprige Gemüsechips

	Protein-Typ	Mischform	Kohlenhydrat-Typ
Zutaten	• 1 mittelgroße Aubergine, vierteln oder achteln • 2 mittelgroße Zucchini, diagonal vierteln oder achteln • 2 mittelgroße Kohlrabi, geschält, halbiert und vierteln oder achteln • 1 mittelgroße Jicama, geschält und vierteln oder achteln • 1 Tasse grüne Bohnen, halbiert • 1 EL Traubenkernöl oder Olivenöl • 2 TL Tamari Sojasauce		
Zubereitung	• Zuerst die Aubergine schneiden. Größere Exemplare könnten bitter sein, also die einfach 1 TL Salz auf die Stücke geben, das Ganze ziehen lassen und das andere Gemüse vorbereiten. Auf diese Weise werden die Bitterstoffe entfernt. Danach abwaschen, ein wenig auspressen und mit Küchenkrepp trocken tupfen. • Die gleichmäßig geschnittenen Gemüsescheiben in eine große Schüssel geben. Danach etwas Öl und Tamari über die Gemüsescheiben träufeln und gleichmäßig verteilen. • Die Gemüsescheiben in ein Dörrgerät oder auf ein leicht gefettetes Backblech legen. Bei ca. 600° dehydrieren. Lassen Sie den Ofen auf niedrigster Stufe für 3-4 Stunden an, bis die Gemüsescheiben getrocknet und knusprig sind. Bei Zucchini oder dickeren Streifen kann es 7-10 Stunden dauern, bis die Gemüsescheiben in einem Dörrgerät trocken und knusprig werden. • Abkühlen lassen. Bei Raumtemperatur können die Gemüsechips 3-4 Wochen lange aufbewahrt werden.		

Nährwerte

Kalorien	85
Fett	2g
Kohlen-hydrate	16g
Protein	3g

Zubereitungszeit: 30 Minuten Portionen: 8

Pfiffige Ingwernüsse

	Protein-Typ	Mischform	Kohlenhydrat-Typ
Zutaten	• ¼ Tasse Bio-Butter • 1/3 Tasse Tamari Sojasauce • 2 TL Ingwer-Pulver, gemahlen • ¼ TL Wasabipaste, wenn gewünscht • 2 Tassen Bio-Walnüsse • 1 Tasse rohes Macadamia oder Cashewnüsse • 1 Tasse Bio-Mandeln oder Pecanüsse		
Zubereitung	• Ofen auf 150° Celsius vorheizen. In der Zwischenzeit Butter in einem kleinen Kochtopf bei schwacher Hitze zum schmelzen bringen. Sojasauce, Ingwer und Wasabi-Paste in einer kleinen Schüssel vermischen. • Nüsse auf einem Backblech oder einer 9x13 Backform verteilen, mit Butter begießen und ca. 15 Minuten backen. • Aus dem Ofen nehmen. Die Ingwer-Soja-Mischung hinzugeben. Das Ganze nochmal für 10 Minuten in den Ofen stellen. Wieder herausnehmen. • Bei Raumtemperatur abkühlen lassen. In einem abgedeckten Behälter aufbewahren. • Innerhalb von ein paar Tagen verzehren, das wohl kein großes Problem sein wird.		

Nährwerte

Kalorien	59
Fett	6g
Kohlen-hydrate	1g
Protein	1g

Zubereitungszeit: 10 Minuten Portionen: 2-4

Gemüsetäschchen

	Protein-Typ	Mischform	Kohlenhydrat-Typ
Zutaten	• 4 Tassen leicht gedämpftes, püriertes Gemüse oder Gazpacho bzw. andere frische Gemüsesuppen ohne Milch.		
Zubereitung	• Das Gemüse mit Hilfe eines Dörrgerätes entwässern: gießen Sie ca. 4 Tassen frisches Gemüsepüree in ein mit Frischhaltefolie versehenes Gittersieb oder eine teflonbeschichtete Schale. Trocknen Sie das Ganze bei ca. 730° Celsius für 5-8 Stunden, bis die Masse etwas glänzt und nicht mehr klebrig ist. Entfernen, abkühlen und in 4 Teile schneiden. Aufrollen und dicht umschließen. An einem trockenen Ort aufbewahren. • Um die Gemüsetäschchen im Ofen zu dehydrieren: Das Backblech ganz leicht mit Kokosöl bestreichen und 3-4 Tassen dickflüssiges Gemüsepüree oder Suppe gleichmäßig auf der Oberfläche verteilen (an den Rändern etwas dicker). • Stellen Sie den Backofen auf die niedrigste Temperatur und dehydrieren Sie das Gemüse, bis es trocken ist. Wenn es fest ist, entfernen, abkühlen und in Stücke schneiden. Das Ganze fest aufrollen. An einem trockenen Ort aufbewahren.		

Nährwerte

Kalorien	25
Fett	0g
Kohlen-hydrate	4,5g
Protein	0g
Zubereitungszeit: 15 Minuten Portionen: 8	

Nusscreme

	Protein-Typ	Mischform	Kohlenhydrat-Typ
Zutaten	• 1 Tasse Cashewnüsse oder Mandeln, wenn möglich enthäutet und aus biologischem Anbau. • ½ Tasse kaltes, gefiltertes Wasser • 1 TL Honig oder ¼ Packung SteviaPlus als alternatives Süßungsmittel		
Zubereitung	• Cashew-Nüsse, kaltes Wasser und Süßstoff in einem Mixer auf hoher Stufe gut vermischen, bis die Maße glatt und cremig ist. • Abkühlen lassen. In kleinen Portionen servieren: 2-3 EL als Pudding oder 1 EL als Ersatz für Schlagsahne bei Obst oder Dessert. In einem dichten, geschlossenen Behälter aufbewahren. • Im Kühlschrank lagern und innerhalb von 2 Tagen aufbrauchen.		

Nährwerte

Kalorien	82
Fett	7g
Kohlen-hydrate	4g
Protein	3g

Zubereitungszeit: 5 Minuten Portionen: 4

Schnelles Halva

	Protein-Typ	Mischform	Kohlenhydrat-Typ
Zutaten	<ul><li>¼ rohen Pecanüsse, Walnüsse, Mandeln oder Cashewnüsse</li><li>¼ Tasse getrocknete Cranberries oder Blaubeeren</li><li>¼ Tasse getrocknete oder frische Kokosnussraspeln, ungesüßt</li><li>¼ Tasse Vanille-Molkepulver</li><li>¼ Tasse rohe Cashew- oder Sesambutter</li><li>2 TL Kokosmilch oder Rohrahm</li></ul>		
Zubereitung	<ul><li>In einem Mixer oder in der Küchenmaschine die rohen Nüsse, Trockenfrüchte, Kokosnuss, Molkepulver und Cashewbutter mischen, bis die Nüsse gemahlen sind.</li><li>Kokosmilch in Mixer hinzufügen und ordentlich mischen. Mit einem Löffel kleine Kügelchen machen oder in einer Pfanne glatt streichen und Dreiecke oder Rauten ausstechen.</li><li>Entweder sofort servieren oder mit Kokos-Raspeln bestreuen.</li></ul>		

Nährwerte

Kalorien	81
Fett	4g
Kohlen-hydrate	11g
Protein	1g

Zubereitungszeit: 1 Minuten Portionen: 8

Einkaufsliste: Protein-Typ

FLEISCH
- Rind
- Bison
- Hähnchen (dunkles Fleisch)
- Ente
- Eier
- Ziege
- Lamm
- Leber
- Markklößchen
- Fasan
- Schweinekotelett
- Wachtel
- Kaninchen
- Rippe
- Kalbsbries
- Pute(dunkles Fleisch)
- Kalbfleisch
- Reh
- Wild

MEERESTIERE
- Muscheln
- Sardellen
- Saibling
- Kaviar
- Venusmuscheln
- Krabbe
- Flusskrebs
- Hering
- Hummer

- Makrele
- Muscheln
- Krake
- Auster
- Lachs
- Sardine
- Jakobsmuschel
- Garnele
- Tintenfisch
- Thunfisch, dunkel

MILCH
- Eier
- Käse
- Hüttenkäse
- Kefir
- Joghurt

GEMÜSE
- Artischocke
- Spargel
- Karotte
- Blumenkohl
- Sellerie
- Pilz
- Erbsen
- Spinat
- Bohnen
- Winterkürbis

OBST
- Apfel (grün)
- Avocado

- Banane (grün)
- Kokosnuss
- Olive
- Birne (nicht reif)

ÖL / FETT
- Butter
- Kokoscreme
- Kokosöl
- Lebertran
- Creme
- Fischkörperöl
- Leinöl
- Ghee
- Olivenöl
- Walnussöl

NÜSSE / KERNE
- Mandeln
- Paranüsse
- Cashewnüsse
- Leinsamen
- Macadamia-Nüsse
- Erdnüsse
- Pecanüsse
- Pistazien
- Kürbiskerne
- Sesamsamen
- Die Sonnenblumensamen
- Walnüsse

Einkaufsliste: Kohlenhydrat–Typ

FLEISCH

Mageres, rotes Fleisch
nur gelegentlich oder
ganz weglassen

- ☐ Hähnchenbrust
- ☐ Weiden Henne
- ☐ Schinken
- ☐ mageres
Schweinefleisch
- ☐ Putenbrust

MEERESTIERE

- ☐ Seewolf
- ☐ Kabeljau
- ☐ Butt
- ☐ Schellfisch
- ☐ Heilbutt
- ☐ Barsch
- ☐ junger, kochfertig
geschnittener Fisch
- ☐ Seezunge
- ☐ Forelle
- ☐ Thunfisch (weiß)
- ☐ Steinbutt

MILCH

Wählen Sie fettarme
Produkte

- ☐ Käse
- ☐ Hüttenkäse
- ☐ Kefir
- ☐ Milch
- ☐ Joghurt

- ☐ Eier

GEMÜSE

- ☐ Rüben
- ☐ Rüben grün
- ☐ Brokkoli
- ☐ Rosenkohl
- ☐ Mangold
- ☐ Kohl
- ☐ Gurke
- ☐ Aubergine
- ☐ Knoblauch
- ☐ Grünkohl
- ☐ Blattgemüse
- ☐ Okra
- ☐ Zwiebel
- ☐ Petersilie
- ☐ Pastinaken
- ☐ Paprika
- ☐ Kartoffel
- ☐ Kürbis
- ☐ Rettich
- ☐ Steckrübe
- ☐ Schalotte
- ☐ Kürbis
- ☐ Sprossen
- ☐ Tomate
- ☐ Rübe

FRUITS

- ☐ Apfel
- ☐ Aprikose
- ☐ Beere

- ☐ Kirsche
- ☐ Zitronen
- ☐ Trauben
- ☐ Melone
- ☐ Pfirsich
- ☐ Birne
- ☐ Ananas
- ☐ Pflaume
- ☐ Tomate
- ☐ Tropische Früchte

OIL/FAT

Sparsam verwenden

- ☐ Butter
- ☐ Kokoscreme
- ☐ Kokosöl
- ☐ Leberöl
- ☐ Sahne
- ☐ Fischkörperöl
- ☐ Leinöl
- ☐ Ghee
- ☐ Olivenöl
- ☐ Walnussöl

Schlusswort

Nicht auf das Problem an sich kommt es an, sondern darauf, wie man es anpackt!

Ernährung ist wahrhaftig das einzig wahre Lebenselixier. Die Nahrung, die Sie täglich zu sich nehmen, hat die Kraft, die Art Ihres Lebens zu bestimmen. Ihre Ernährung hat eine innere Heilkraft, um entmutigende Deformationen wie Skoliose zu bekämpfen, welche eine Bedrohung dafür darstellen, wie Sie ausschauen und sich fühlen.

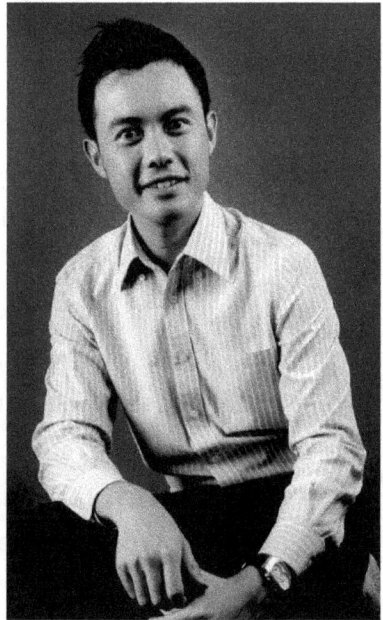

Definitionsgemäß handelt es sich bei Skoliose um ein Ungleichgewicht, eine Abweichung des ursprünglichen Designs der Natur. Sobald die Wirbelsäule die natürliche Form verliert und sich eine skoliotische Kurve abzeichnet, erleben wir alle Beschwerden und Schmerzen, die mit dieser Deformation einhergehen.

Wissenschaftler und Obrigkeiten dieses Bereiches sind sind einig darüber, dass es bewährte Möglichkeiten gibt, die natürliche Balance durch ganzheitliche und nutritive Maßnahmen, langsam wieder hergestellt werden kann. Besorgen Sie sich einfach ein Exemplar meines Werkes „Ihr Plan für die natürliche Skoliose-Behandlung" und lernen Sie die Werkzeuge der Natur kennen, die auf dem Kreuzzug gegen Skoliose helfen! Letztendlich stellen nur diese ganzheitlichen Maßnahmen eine langfristige Lösung bei der Behandlung von Skoliose dar. Die Forschung zeigt immer wieder, dass Medikamente und sogar Operationen nur Übergangslösungen sind die zwar die Symptome der Skoliose wie Schmerz, abnormale Krümmung und Beschwerden lösen können. Auf der anderen Seite wird aber nicht versucht, das tatsächliche Ungleichgewicht in Einklang zu bringen, welches hinter den Deformationen steckt.

Haben Sie Vertrauen in die innewohnende Kraft Ihrer Nahrung, die Heilung bringen kann. Folgen Sie den Anweisungen in diesem Buch sorgfältig, um die besten Ergebnisse zu erhalten. Sie müssen wissen, dass Ihre Gene unterschiedlich sind, was wiederum verantwortlich für das Ausmaß und die Art der Skoliose ist, die Sie belastet. Was bei der Behandlung von Skoliose bei einer anderen Person wirksam ist, kann bei Ihnen wirkungslos sein. Machen Sie sich Gedanken über die gestellten Fragen, bevor Sie sie beantworten. Analysieren und beobachten Sie Ihre Essgewohnheiten ganz genau und achten Sie auch, wie sich die verschiedenen Nahrungsgruppen bei Ihnen auswirken. Sobald Sie alle Fragen beantwortet und Ihren persönlichen Stoffwechseltyp herausgefunden haben, akzeptieren Sie dies einfach wie es ist und planen Sie Ihre Speisekarte dementsprechend.

Wie Sie bestimmt festgestellt haben, gibt es für jeden Stoffwechseltyp ganz bestimmte Zutaten. Folgen Sie einfach den Anweisungen, um die besten Ergebnisse bei der Zubereitung der Rezepte zu erhalten.

Die zahlreichen Rezepte, die im „Kochbuch für die Skoliose-Behandlung" enthalten sind, sollen Sie zu besseren Essgewohnheiten für Ihre Wirbelsäule und Ihren Körper inspirieren. Sie können natürlich auch andere Rezepte erkunden und auf eigene Faust mit den Rezepten experimentieren; die einzige Grenze ist die eigene Vorstellungskraft. Während Sie sich auf Ihre Reise zu einer gesünderen Wirbelsäule befinden, verwenden Sie auch andere Ressourcen wie die „Skoliose Übungen zur Prävention und Korrektur" DVD und das Begleitbuch „Ihr natürliches Skoliose Behandlungs-Journal", um Ihre Erfolgschancen noch weiter zu verbessern. Für weitere Informationen, loggen Sie sich einfach bei www.HIYH.info ein, wo sie kostenlose Beratung, Artikel und Updates von mir erhalten.

Sollten Sie irgendwelche Fragen oder Bedenken haben, dann sollten Sie wissen, dass ich Ihnen als Freund, Arzt und Führer stets zur Seite stehe. Als jemand der den Weg selbst gegangen ist, kenne ich die Zweifel nur allzu gut und kann Ihnen all die Antworten liefern, die Sie benötigen. Kontaktieren Sie mich einfach! Sie können mich per Email erreichen: scoliosis.feedback@gmail.com

Ich wünsche Ihnen das Beste für Ihre Gesundheit, jede Menge Glück und eine sehr baldige Genesung von Ihrer Skoliose!

Dr Kevin Lau

Kochbuch

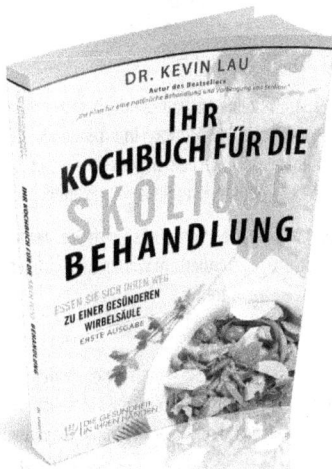

Stärken Sie Ihre Wirbelsäule, Mahlzeit für Mahlzeit!

Die Behandlung von Skoliose erfordert einen umfassenden Ansatz, um einerseits die natürliche Ausrichtung des Körpers wiederherzustellen und zudem Abnutzungserscheinungen der Wirbelsäule zu vermeiden, die mit zunehmendem Alter einhergehen.

Ihr „Skoliose Behandlung Kochbuch" – ein einzigartiger, noch nie dagewesener Leitfaden zur Ernährungsumstellung, mit einer umfangreichen Sammlung an leckeren, gesunden Rezepten, die zeitgleich Ihren Gaumen verwöhnen und Skoliose behandelt. Das Buch bringt Ihnen die erstaunlichen und bewährten Geheimnisse der optimalen Ernährung für eine gesunde Wirbelsäule, die alle in Form einer einfach zu befolgenden Anleitung präsentiert werden. Folgen Sie einfach unseren „Schritt-für-Schritt" Anweisungen, um Ihren persönlichen Paleo-Typ zu finden. Sobald Sie damit fertig sind, müssen Sie nur noch zu den Rezepten greifen, sie an Ihren Gaumen anpassen und die Zutaten entsprechend Ihres Paleo-Typs wählen.

Was Sie erwartet:

- Lindert durch Skoliose hervorgerufene Schmerzen
- Förderung von Wachstum und Entwicklung der Wirbelsäule
- Stärkung Ihrer Muskeln
- Muskelverhärtungen lockern
- Verhinderung von Abnutzungserscheinungen der Wirbelsäule

- Ausgleich des Hormonhaushaltes
- Steigerung Ihrer Energie-Level
- Besserer Schlaf
- Erhalten Sie die perfekte Körpergröße
- Stärkung des Immunsystems

Journal

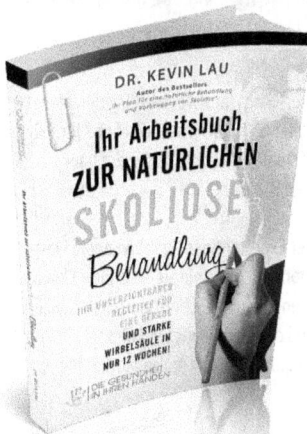

Ihr unverzichtbarer Begleiter für eine gerade und starke Wirbelsäule in nur 12 Wochen!

Schritt Eins: Identifizieren Sie Ihren persönlichen Skoliose Zustand

Schritt Zwei: Identifizieren Sie auf Sie abgestimmte Ernährungsbedürfnisse und Ihren Stoffwechseltyp

Schritt Drei: Mit dem bewährten Trainingsprogramm von Dr. Lau, die umfassende Übungstafeln und Fitness-Ressourcen enthält, motiviert bleiben Bleiben Sie mit Hilfe des bewährten Trainingsprogramms von Dr. Lau, den Übungsdiagrammen und den Fitness-Ressourcen stets motiviert

Schritt Vier: Bleiben Sie fokussiert und inspiriert, indem Sie Ihre Fortschritte täglich überprüfen.

Schritt Fünf: Warten Sie ab und sehen Sie zu, wie sich Ihre Skoliose verbessert, Ihre Schmerzen weniger werden und Ihr Rücken stärker wird.

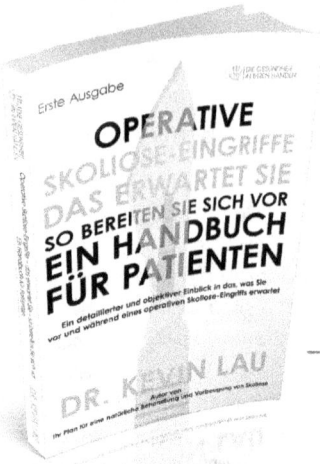
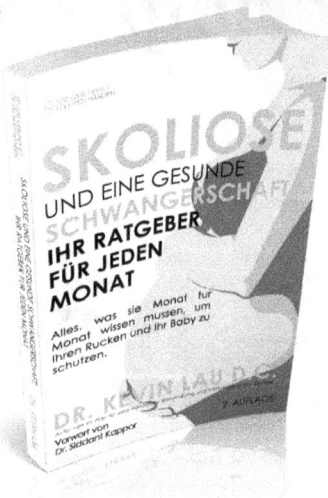

ScolioTrack

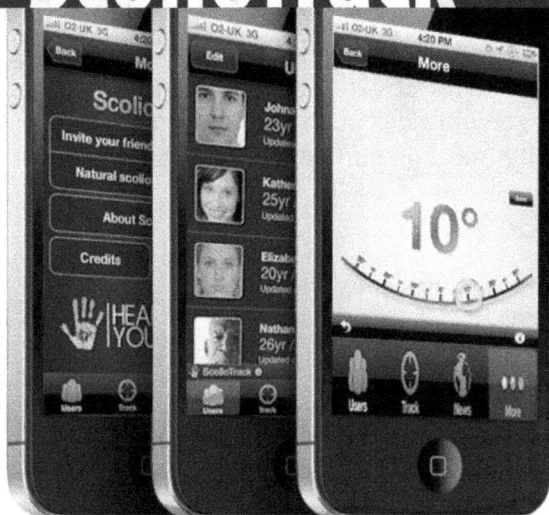

ScolioTrack ist eine sichere und innovative Methode, um die Skoliose Monat für Monat über den Beschleunigungsmesser des Handys zu überwachen. Das Prinzip ist das Gleiche, welches Sie beim Arzt vorfinden (das Skoliometer). Ein Skoliometer dient dazu, die Krümmung der Wirbelsäule eines Patienten zu messen. Es ist ein Instrument, welches wahrscheinlich während oder nach einer Skoliose-Behandlung benutzt wird.

Erhältlich im **App Store**   JETZT BEI **Google** play

Besonderheiten des iPhone Programms:

- Es kann von mehreren Benutzern verwendet werden, und die Informationen bleiben für zukünftige Untersuchungen auf dem iPhone gespeichert.
- Es bestimmt und speichert den Krümmungswinkel, der zur Messung der Skoliose dient.
- Es speichert ebenso die Größe und das Gewicht – ideal für wachsende Jugendliche, die an Skoliose leiden, oder für gesundheitsbewusste Erwachsene.
- Der Status der Skoliose wird grafisch dargestellt, wodurch es einfacher wird, die Entwicklung der Skoliose Monat für Monat zu überwachen.
- Es zeigt Ihnen die aktuellsten Skoliose News-Feeds an, die Sie stets auf dem aktuellsten Stand halten.

DIE GESUNDHEIT IN IHREN HÄNDEN

Scoliometer

Ein bequemes Skoliose Screening-Tool: Scoliometer App

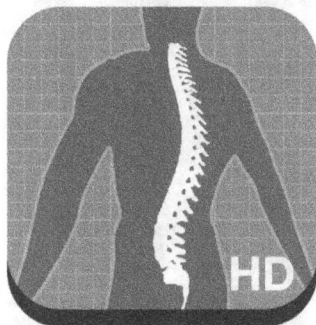

Das Skoliometer ist ein nützliches und hochinnovatives Werkzeug für Mediziner, Ärzte und jene, die einen Skoliosetest zu Hause durchführen wollen. Wir können einen ständig verfügbaren, hochgenauen Ersatz zu einem deutlich erschwinglicheren Preis anbieten. Ärzte und andere Mediziner, die nach einem einfachen, schnellen und eleganten Weg suchen, die Krümmung der Wirbelsäule zu messen, können dieses akkurate Werkzeug verwenden. Ärzte setzen Skoliometer als effektives Werkzeug bei der Entdeckung von Skoliose seit vielen Jahren ein. Und nun können Sie dies bequem mit Ihrem Smartphone.

Erhältlich im **App Store**   JETZT BEI **Google** play

Folgen Sie Uns

Bleiben Sie ständig über die neusten Gesundheitstipps, Neuigkeiten und Aktualisierungen von Dr. Lau über die folgenden Social-Media-Seiten informiert. Melden Sie sich auf der Health-In-Your-Hands-Seite auf Facebook an, um Dr. Lau Fragen über das Buch, grundlegende Fragen über Skoliose und über die iPhone-App namens ScolioTrack oder die Übungs-DVD zu stellen:

facebook. www.facebook.com/Skoliose.DE

You Tube www.youtube.com/DrKevinLau

Blogger www.DrKevinLau.blogspot.com

twitter www.twitter.com/DrKevinLau

Linked in www.linkedin.com/in/DrKevinLau/de

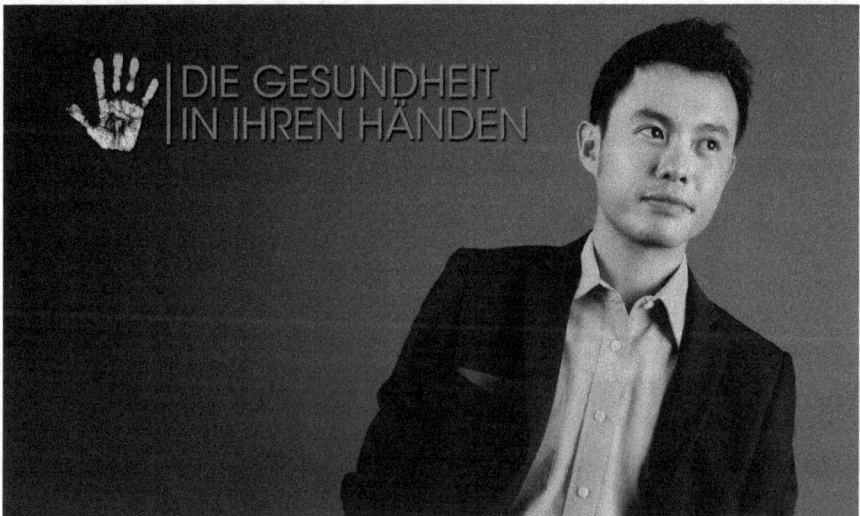

DIE GESUNDHEIT IN IHREN HÄNDEN

www.ingramcontent.com/pod-product-compliance
Lightning Source LLC
Chambersburg PA
CBHW072128270326
41931CB00010B/1705